Mit Stress hoch hinaus

Entspannen, Leistung steigern, Ziele erreichen!

Follow the Author
/markushoerl1708

Follow the Company
/mindentryproducts

Inhalt

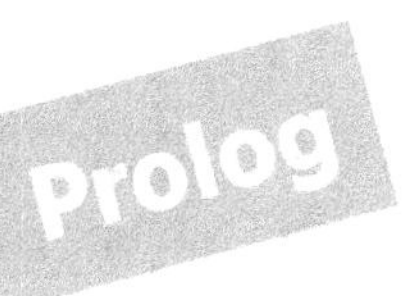

Ich sitze auf einem bequemen Sofa, inmitten einer großen Eingangshalle. Die Sekretärin sitzt etwa zehn Meter von mir entfernt, hinter einem Tresen. Freundlich lächelt sie mich an. Ihre Lippen sind rot. Ihr Gesicht ist bezaubernd attraktiv, ihr Kleidungsstil elegant – eine Frau von Welt. Ich wende meinen Blick von ihr ab.

„Konzentriere dich Markus! Du musst diesen Auftrag bekommen. Er ist wichtig für dich!" Ich höre mir selbst zu, wie ich innerlich mit mir diskutiere. Währenddessen inspiziere ich meine Tasche. Hoffentlich fehlt keines meiner Produkte.

„Noch nie habe ich einem so großen Unternehmen wie diesem, Leistungen verkauft", denke ich mir. Ich werde nervös.

„Warum hast du dich nicht besser auf diesen Termin vorbereitet? Wie viele Mitarbeiter und Mitarbeiterinnen hat das Unternehmen überhaupt? Wie unterstützt es sie in gesundheitlicher Sicht?"

Mir schwirren tausend Gedanken durch den Kopf und ich merke, wie meine Atmung abflacht und gleichzeitig beschleunigt. Meine Stirn fühlt sich kühl an, die Knie werden weich - wie Butter.

Ich schließe die Augen. Ich atme tief ein und aus. Bei jedem Atemzug denke ich an all meine Erfolge, die ich seit der Gründung meines Start-ups feiern durfte. Ich spüre, wie mein Herzschlag entschleunigt. Die Füße sind wieder fest verwurzelt, stehen am Boden: voller Fokus. Neben mir tritt die Silhouette eines Mannes in Erscheinung. Er streckt mir die Hand entgegen und sagt: „Herr Hörl, schön dass sie da sind! Kommen Sie bitte mit in mein Büro." Das Ziel im Visier – ein fester Händedruck und ich folge ihm.

Dieses Buch ist kein literarisches Meisterwerk! Auf den kommenden Seiten findet sich kein jahrelang recherchiertes Fachwissen, das auf wissenschaftlichen Studien und Messungen basiert. Es spiegelt meine Erfahrungen und Gedanken zum Thema Stress wider. Wie mir diese geholfen haben, täglich zu wachsen und nicht mehr unterzugehen. Es ist mein Versprechen, dass ich jede Zeile dieses Buches, mit bestem Wissen und Gewissen geschrieben habe, um den Leser und die Leserin, von Anfang bis zum Ende zu unterhalten und Mehrwert zu schenken.

Bevor wir gemeinsam diese Reise antreten, möchte ich mich von tiefstem Herzen bei all den Menschen bedanken, die mich auf meinem Weg zum Buch, bewusst wie unbewusst, begleitet haben: Meine Familie Barbara, Nina, Mara und Jörg, meinen grandiosen Freunden und vor allem Alina, der wunderbarsten Partnerin überhaupt. Danke, dass ihr an mich glaubt, mir zur Seite steht und mich unterstützt! Danke auch an die unzähligen Teilnehmer und Teilnehmerinnen, die meine Workshops und Vorträge besuchten. Euer Feedback bestrebt mich ständig, besser zu werden und einfach alles aus mir heraus zu holen.

Vorweg: „Sie" bildet meist eine Distanz zwischen dem Autor und den Leser und Leserinnen. Das „Du" hingegen, stellt Nähe her. An einigen Stellen dieses Buches finden sich Einblicke in mein Leben, persönlich Einblicke. Daher finde ich es schön den Leser und die Leserin zu duzen.

Ich wünsche mir für dich und dein Stress-Bewusstsein, dass du die zahlreichen Tipps aus diesem Buch in deinen Alltag integrierst. Du wirst sehen, wie deine Leistung trotz Stress steigt und du alle deine Ziele erreichst.

„Ich hoffe sie sagen mir heute, wie ich Stress vermeide!"

Ich drehe mich um. Eine Dame mustert mich mit strengem Blick. Sie ist um die vierzig Jahre jung, das Gesicht wirft tiefe Falten. Erstaunt sehe ich sie an und frage: „Wie bitte?"

„Ich bin hierhergekommen, um zu lernen wie man Stress vermeidet! Ich hoffe Sie können mir dabei helfen!"

Ich schüttle den Kopf und bemerke ihren verwunderten Blick.

„Das kann ich leider nicht. Ich habe keine Ahnung wie das geht! Ich glaube auch nicht, dass sich Stress völlig vermeiden lässt. Aber ich bitte Sie um eins: Hören Sie sich meinen Vortrag an. Ich bin mir sicher, dass der eine oder andere wertvolle Tipp für Sie dabei sein wird."

Häufig fragen mich Menschen, wie man Stress vermeidet. Ich glaube, in der heutigen Zeit lässt sich Stress nicht vollends vermeiden. Es ist offensichtlich, dass wir

- häufig Zeitdruck haben,
- wachsenden Leistungsdruck empfinden
- und ständig erreichbar sind – oder sein „müssen".

Ein aussagekräftiges Zitat, dass mir dazu immer einfällt, ist das folgende:

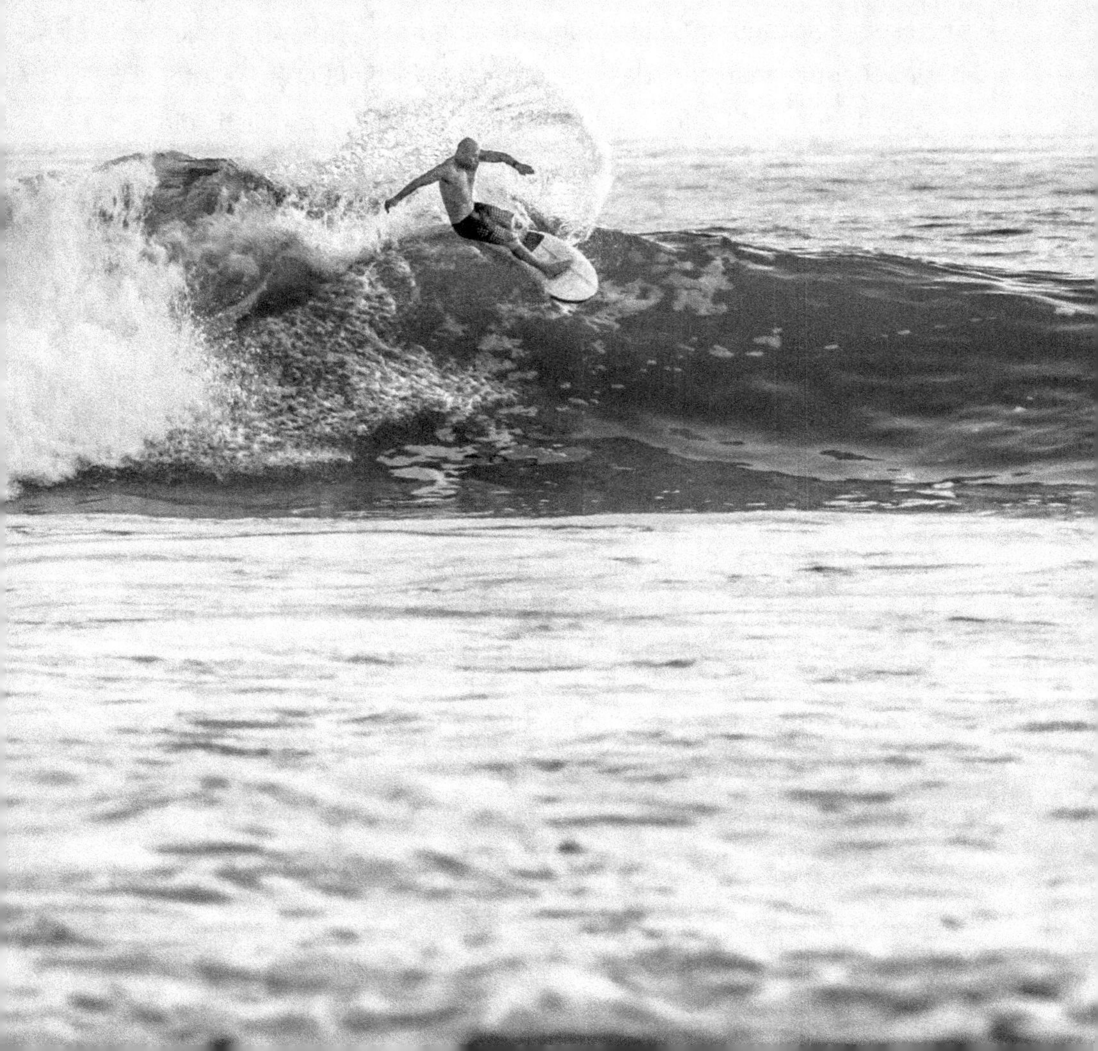
„Du kannst die Wellen nicht stoppen, aber
du kannst lernen zu surfen!"

Jon Kabat-Zinn

Ich finde, genau so verhält es sich mit Stress. Er ist kaum zu vermeiden, aber oft rollt er wie eine Welle auf uns zu. Es liegt in unserer Entscheidung. Wir können untergehen, oder – wie Jon Kabat-Zinn es so schön formuliert – lernen aufs Brett zu steigen und zu surfen.

Was dich in diesem Buch erwartet

Im ersten Teil des Buches erfährst du, wie du es schaffst, dass deine Leistung trotz Stress gleichbleibt. Dabei gebe ich dir Tipps und stelle Fragen, deren Antworten du direkt auf die jeweils gekennzeichneten Seiten schreiben kannst. Das wird dich dabei unterstützen, das Gelernte zu reflektieren. Unter folgendem QR-Code oder Link findest du zusätzlich die Arbeitsblätter zum freien Download.

www.mindentry.com/buecher

Ich empfehle die Arbeitsblätter auszudrucken und auszufüllen, bevor du das nächste Kapitel angehst und weiterliest. Nimm dir Zeit. Sei ehrlich zu dir selbst beim Beantworten der Fragen.

Das Wichtigste: Ich zeige dir kostbare Entspannungstechniken, die du bequem in den Alltag integrieren kannst. Es sind praktische Tipps und Übungen. In meinen Vorträgen habe ich bereits einige davon mit den Teilnehmern und Teilnehmerinnen durchgemacht. Noch vor der ersten Übung meldet sich häufig jemand und sagt: „Das ist ja schön und gut, aber ich habe nicht ausreichend Zeit, um diese Übungen täglich zu machen." Meine Antwort ist immer: „Man benötigt dafür nicht viel Zeit. Man muss die Zeit, die man dafür aufwendet, richtig nutzen!" Um dir zu zeigen was ich meine, habe ich eine kleine Herausforderung für dich.

Eine Minute schätzen

Lies dir die folgenden Zeilen zuerst gut durch, bevor du loslegst. Such dir einen ruhigen Platz, an dem du ungestört bist. Nimm dein Mobiltelefon zur Hand. Lege es vor dir hin und stelle den Countdown auf eine Minute.

> Wichtig: Versichere dich, dass das Handy dabei keinerlei Geräusche von sich gibt. Dies ist bei den meisten Geräten im lautlos Modus der Fall.

Atme drei bis fünf Mal tief ein und aus. Stehend oder sitzend ist egal, wie du willst. Starte den Countdown. Dann schließe deine Augen. Die Herausforderung besteht darin, eine Minute zu schätzen. Wenn du glaubst, dass sechzig Sekunden vorbei sind, öffne deine Augen wieder. Schaue anschließend auf die Zeit.

Bereite alles vor. Los geht's!

Na? Wie ist es dir ergangen? War es dir möglich, die Minute genau zu schätzen? Hattest du Zeit übrig, oder war der Countdown bereits zu Ende, als deine Augen noch geschlossen waren? Egal welche Antwort zutrifft, diese Übung zeigt zwei wichtige Dinge auf:

1 In der Zeit, in der du dich fokussiert hast, hast du alles um dich herum ausgeblendet. Dein Gehirn hatte die Möglichkeit zu pausieren. Dadurch wurden Informationen geordnet, die es über den ganzen Tag gesammelt hat. Das Ergebnis nach so einer Übung: Man ist wieder konzentrierter und bereit für neue Aufgaben.

2 Du wirst bemerkt haben, dass eine Minute ganz schön lange sein kann. Oft ist es aber genau umgekehrt. Man sitzt in einem Meeting, führt ein Telefonat oder surft im Internet. Dann verfliegen sechzig Sekunden, wie nichts. Fokussiert man sich, so fühlt sich eine Minute deutlich länger an.

Das zeigen auch die folgenden Übungen im Buch. Es ist nicht nötig, täglich viel Zeit zu investieren, um nicht stressbedingt unterzugehen. Es ist wichtiger, die Zeit die man investiert, effektiv zu nutzen.

Hast du Stress?

Bevor es weitergeht bitte ich dich, die folgenden Fragen zu beantworten:

- Hattest du heute schon Stress?
- Hattest du diese Woche einmal Stress?
- Kennst du eigentlich das Wort Stress?

Ist deine Antwort auf alle drei Fragen „Ja"? Gratuliere! Denn ich finde, dass Stress nicht nur vorhanden, sondern essenziell wichtig ist. Er lässt uns, wenn wir es zulassen, wachsen und besser werden. Wie das funktioniert, erfährst du im zweiten Teil des Buches. Ich gebe dir Tools mit auf dem Weg, mit denen du deine Leistung nicht nur erhalten, sondern sogar steigern wirst. Du wirst damit wachsen.

Warum ich über Stress schreibe

Schon während meines Studiums der Sportwissenschaften kam ich früh mit Stress in Kontakt. Betriebliche Gesundheitsförderung, Entspannungsübungen und Burnout Prävention interessierten mich von Anfang an. Im Studium selbst hatte ich jedoch kaum Stress. Die Prüfungen waren, im Vergleich zu anderen Studien, keine Hexerei, der Lerninhalt überschaubar und Zeitdruck ein Fremdwort. Der einzige Stress in dieser Zeit bestand darin, den Kater vom Feiern am Vorabend loszuwerden, um baldigst die nächste Party zu stürmen.

Direkt nach meinem Abschluss hatte ich das Glück einen Job in einem großen Unternehmen anzutreten. Meine Zuständigkeit lag im Bereich des betrieblichen Gesundheitsmanagements und der Arbeitssicherheit. Im Gegensatz zum Studium waren hier zwei Dinge absolutes Neuland für mich. Erstens, ich verdiente plötzlich eine Menge Geld. Als Student war ich das nicht gewohnt. Das motivierte mich alles zu geben, um die Karriereleiter aufzusteigen. Wie so vieles im Leben gibt es nichts geschenkt. Zweitens, der Stress, der mir im Studium fehlte, war plötzlich mehr als genug vorhanden. Er beeinflusste mich oft negativ. Geistig, als auch körperlich.

Rückblickend bin ich dankbar für jede Situation, in der mich der Stress zu Boden rang. Das gab mir die Möglichkeit, meine für mich wichtigste Erfahrung zu machen. Darauf werde ich aber im Laufe des Buches noch genauer eingehen.

Heute bin ich Geschäftsführer von Mind Entry® und entwickle Anti-Stress-Produkte. In Verbindung mit meinen Artikeln halte ich Vorträge und Workshops. Damit erzeuge ich ein positives Mindset zum Thema Stress. Privatpersonen, Führungskräfte, Mitarbeiter und Mitarbeiterinnen lernen so zu wachsen und ihre Ziele besser zu erreichen.

Stress ist ein wichtiger Teil meines Lebens und beschäftigt mich dementsprechend weiterhin. Ich lasse mich aber nicht mehr negativ beeinflussen, sondern versuche mit jeder Welle, die auf mich zurollt, besser zu surfen.

Mit dem Buch wirst auch du das schaffen! Fakt ist: Wir haben sehr häufig Zeit- und Leistungsdruck und sind ständig erreichbar. Wenn wir nicht lernen damit umzugehen, dann überrollen uns diese Stresswellen. Schon die Tatsache, dass du dieses Buch gekauft hast zeigt, dass du nicht bereit bist, unterzugehen. Alles Gute und viel Erfolg beim Surfen und bei deinem Wachstum.

Wie in der Einleitung erwähnt, geht es im ersten Teil um die Theorie von Stress und wie du trotz Zeit- und Leistungsdruck sowie ständiger Erreichbarkeit deine Leistung hältst. Zu aller erst stellen wir uns die Frage was man unter Stress versteht. Im Grunde ist Stress eine Reaktion auf körperliche und/oder psychische Belastungen. Es ist etwas ganz Natürliches. In Gefahrensituationen erhöht sich dadurch die Leistungsbereitschaft im Bruchteil einer Sekunde. Evolutionär gesehen ist das besonders wichtig für das Überleben der Art. Stressoren sind sowohl innere als auch äußere Reize. Sie lösen in uns diese Reaktionen aus. Treten sie selten auf, schaden sie uns kaum. Empfindet man aber so etwas wie Dauer-Stress, so hat dies meist negative Auswirkungen auf den gesamten Kreislauf.

Stress ist nicht gleich Stress. Man unterscheidet zwischen positiven und negativen Stress. Positiver Stress (Eustress) motiviert uns. Er steigert sogar die Leistungsfähigkeit. Ein gutes Beispiel dafür ist ein Läufer. Die Anspannung vor einem Rennen fördert seine Leistung bevor er an die Startlinie tritt. Steigt das Stressgefühl aber konstant, hat das negative Auswirkungen. Das führt zu Distress, der unsere Leistung senkt. Beeinflusst uns dieser über einen längeren Zeitraum, kann die Leistungsfähigkeit bis auf Null sinken. Verschiedenste Folgeerscheinungen und Erkrankungen, wie zum Beispiel Burnout, sind das Resultat.

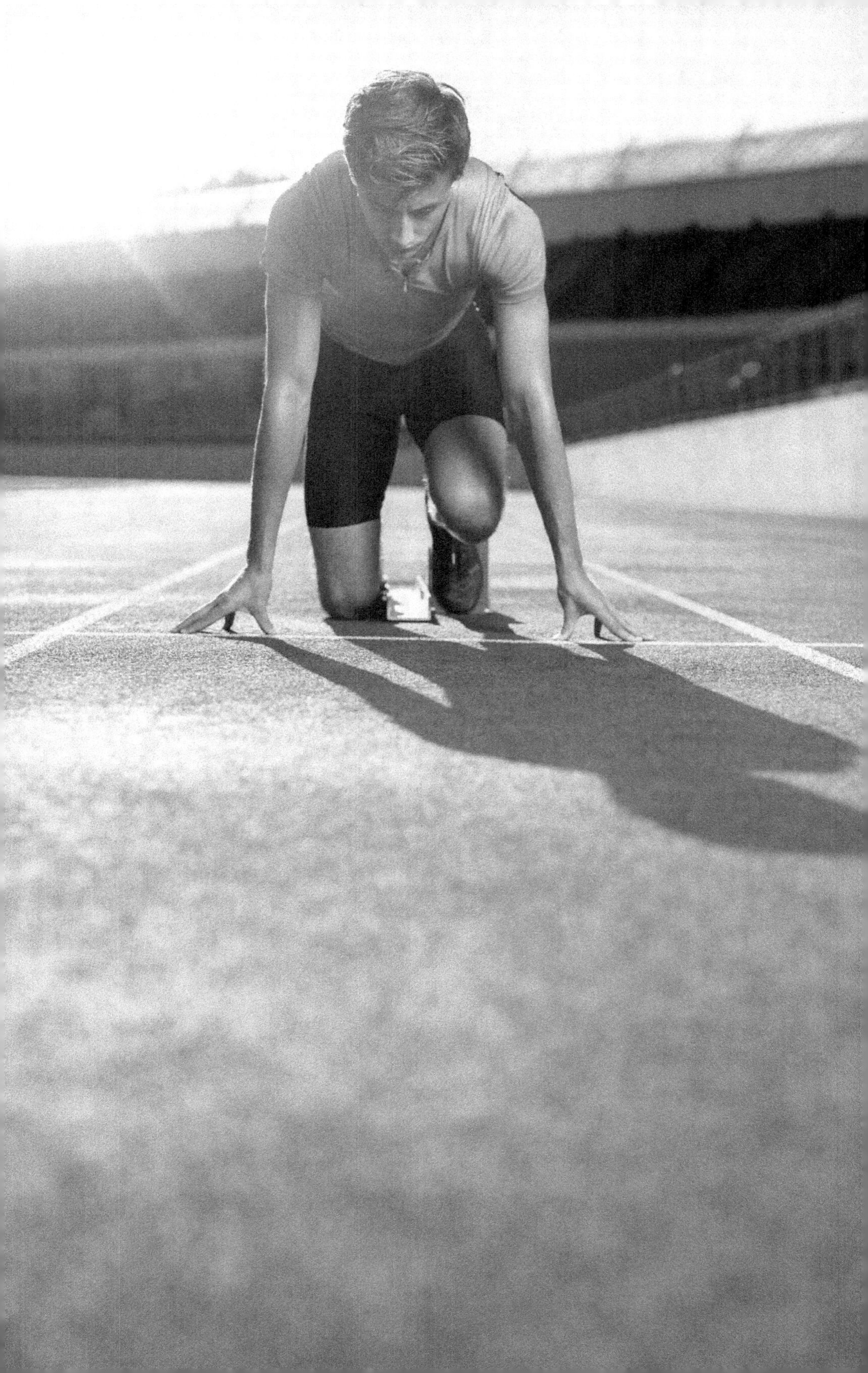

Rechtzeitig regenerieren

Wie sich Stress auf die Leistung auswirkt, zeige ich dir am besten im folgenden Zeit-Leistungsdiagramm. Es dient ausschließlich zur Verbildlichung und damit dem bloßen Verständnis, weshalb es völlig schematisch dargestellt wurde.

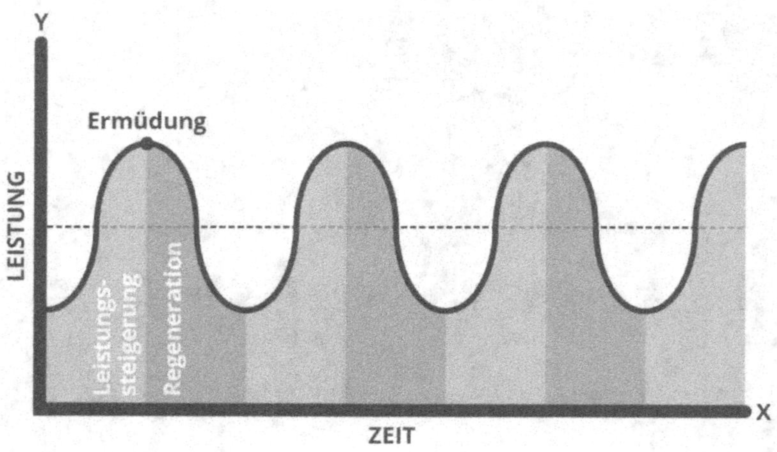

Ich erkläre das Diagramm anhand eines Läufers. Auf der Y-Achse ist seine Leistung eingezeichnet und auf der X-Achse der Verlauf über einen gewissen Zeitraum, wie etwa eine Trainingswoche etc. Sein Ziel ist es, die durchschnittliche Leistung mithilfe von täglichen Lauftrainings über die Woche hinweg, zu erhalten. Jeden Tag beginnt er mit einer gewissen Leistung. Diese steigert sich nach dem Einlaufen. Irgendwann jedoch ermüdet der Läufer, der Leistungsverlauf wird geradlinig. An diesem Punkt stoppt der Athlet und regeneriert sich bis zum Folgetag. Danach wird das Training fortgesetzt.

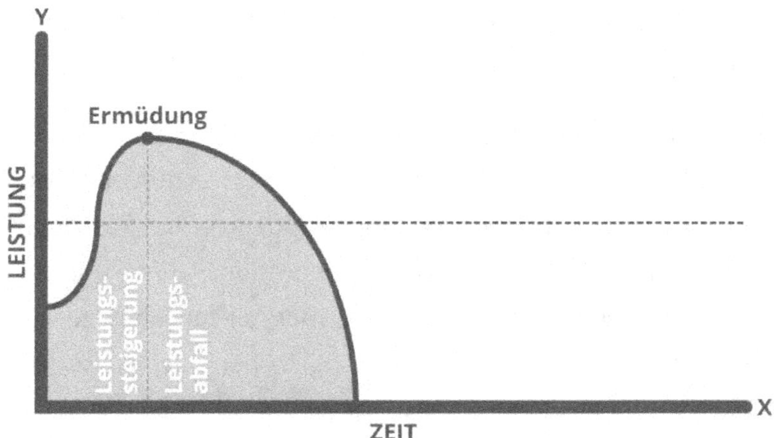

Die Grafik zeigt den Leistungsverlauf des Läufers, wenn er trotz Ermüdung weiter trainiert. Seine Regeneration ist also gleich Null. Die Leistungskurve fällt anfangs langsam, bevor sie rapide bis auf Null absinkt. An diesem Punkt schafft es der Läufer nicht mehr Leistung zu erbringen.

Warum ich dir das zeige ist simpel. Der Leistungsverlauf ist nicht nur im Sport wellenförmig, sondern auch im Alltag. Sehen wir uns das anhand eines Arbeitstages an.

Man kommt in die Arbeit und startet mit einer gewissen Leistung. Nach einer Anlaufzeit steigt diese. Man ist produktiv, konzentriert und fokussiert. Irgendwann merkt man allerdings, dass die Leistungskurve abnimmt. Vielleicht wegen konstantem Stress der auf uns einwirkt. Positiver Stress transformiert sich zu negativen. Spätestens wenn die Leistung geradlinig wird, wäre es nötig eine Pause einzulegen, also zu regenerieren. Meistens braucht man wenig Zeit dafür. Das Entscheidende ist das „Richtige" zu tun. Was das „Richtige" ist, zeige ich dir im Verlauf dieses Kapitels. Ich gebe dir Übungen mit auf den Weg, die sich problemlos in den Alltag integrieren lassen, ohne den Arbeitsfluss zu unterbrechen.

Regeneriert man allerdings nicht rechtzeitig, so nimmt die Leistung mit der Zeit immer weiter ab. Betrachtet man den Zeitraum einer Arbeitswoche, so sieht der Verlauf ident aus. Dient der Feierabend der Regeneration, dann ist die Leistungskurve wellenförmig. Nutzt man diesen hingegen für Überstunden, dann fällt die Leistung früher oder später auf Null.

Warum die Regeneration nach einem Leistungsabfall durch Stress so wichtig ist, zeige ich dir gleich anhand meines persönlichen Beispiels. Aber zuerst bitte ich dich, die folgenden Fragen zu beantworten.

Denke an fünf Situationen, in denen du gemerkt hast, dass dich Stress negativ beeinflusst hat. Welche waren das?

____

____

____

____

____

____

____

Hast du dich danach regeneriert? Wenn ja, wie?

____

____

____

____

____

____

____

Meine Erkenntnis

Wie erwähnt hatte ich das Glück, nach meinem Studium einen Job bei einem großen Automobilhersteller zu ergattern. Mit einem Studienabschluss in Sportwissenschaften ist die Wahrscheinlichkeit einen gut bezahlten Job zu bekommen eher gering. Ich war überaus froh über die neue Stelle. Meine Aufgabe war es Projekte, im Bereich Gesundheit und Sicherheit, zu planen und diese umzusetzen. Im Gegensatz zum Studium hatte ich jede Menge Stress im Job. Lange Zeit viel es mir schwer, mich daran zu gewöhnen. Ich lebte mich ins Unternehmen ein und lernte ständig Neues. Überstunden blieben nicht aus. Doch ich meisterte meine Aufgabe so gut, dass ich zum Leiter eines Projektes erhoben wurde: Leiter für die Planung und Umsetzung einer Gesundheits- und Sicherheitswoche für 10.000 Mitarbeiter und Mitarbeiterinnen. Das war eine enorme Herausforderung. Von Anfang an gab ich alles um zu zeigen, was ich drauf hatte. Ich arbeitete hart, sammelte Überstunden, war ständig erreichbar und so etwas wie Krankenstand kannte ich nicht.

Du kennst es sicher auch, wenn der Körper mit einem „spricht" und es besser wäre, zuhause zu bleiben. Das zeigt sich vielleicht durch einen Schnupfen, Kopfschmerzen oder eine leichte Grippe. Aber man kämpft sich trotzdem, mit Müh und Not, ins Büro. Häufig bekamen meine Kollegen mich so zu sehen. Am Ende wurde das Projekt ein Erfolg auf ganzer Linie und ich bekam spitzen Feedback. Mir war klar: jetzt gebe ich Vollgas und steige die Karriereleiter Stufe für Stufe nach oben! Doch mein Körper hatte etwas dagegen.

Kurz nach Projektende freute ich mich auf das anschließende Wochenende, um meine Ski aus ihrem Winterschlaf zu wecken. Es war ein herrlicher Tag. Die Sonne strahlte, der Schnee war frisch gefallen. Jeder Schwung fühlte sich an, als würde ich Kurven in Watte ziehen. Ein Gefühl, das bald durch den unangenehmen Krankenhausgeruch getrübt werden würde.

Obwohl ich die Sonnenstrahlen und den frisch gefallenen Schnee genoss, dachte ich stets an das abgeschlossene Projekt. Meine Gedanken ließen nicht davon ab. Ich war nicht bei der Sache, als ich die letzte Abfahrt hinunter fuhr. Ich stürzte und merkte gleich: etwas stimmte nicht. Ich griff zur Schulter. Mein Schlüsselbein war deutlich erhoben und ich wusste augenblicklich, dass der Tag im Krankenhaus enden würde.

Es brauchte zwei Operationen, um die gerissenen Bänder wieder zu fixieren. Die erste OP ließ eine Woche auf sich warten. Damit bot sich mir die Möglichkeit, ein paar Dinge in der Arbeit zu erledigen. Die Armschlinge störte mich zwar dabei, aber zumindest ließ sich die Tastatur des Computers bedienen. Erst danach ließ ich mich krankschreiben.

Der Arzt empfahl mir, bis zur zweiten Operation, im Krankenstand zu bleiben, um den Heilungsprozess nicht zu gefährden. Daher arbeitete ich nach der Entlassung aus dem Krankenhaus von Zuhause weiter.

Trotzdem ging ich nach sieben Tagen wieder in die Arbeit. Dass ich meinem Körper die Pause damals nicht gönnte, ist mir heute vollkommen unverständlich. Die nächste Auszeit ließ jedoch nicht lange auf sich warten.

Wieder voll und ganz in der Arbeitswelt angekommen, dauerte es nur kurze Zeit, bis ich das nächste große Projekt leitete. Wieder gab ich 150 Prozent. Ich machte etliche Überstunden, war ständig erreichbar und Krankenstand gab es für mich nicht. Wieder wurde das Projekt ein mega Erfolg. Wieder schwebte ich auf Wolke sieben und dachte, dass es ab jetzt nur noch bergauf ginge. Und wieder war es mein Körper der die Euphorie stoppte. Konsequent! Wieder fuhr ich Ski und wieder sollte es ein spitzen Wochenende werden. Außer Spesen nix gewesen.

Am zweiten Tag brach ich mir das Schien- und Wadenbein. Ich erinnere mich noch genau, wie ich im Schnee lag, den Blick auf meinen Unterschenkel richtete und sah, dass mein Bein völlig verdreht war. In diesem Moment verstand ich die Welt nicht mehr. Ich blickte zu meinem Freund hoch, der sich neben mir im Schnee platziert hatte, und fragte ihn verzweifelt:

„Wie kann das denn sein? Warum passiert das immer mir?"

Nachdem mich der Hubschrauber zur Notoperation abtransportiert hatte war mir klar, dass es diesmal länger brauchen würde, um Mails in meinen Firmencomputer zu tippen. Der Bruch zwang mich zwei lange Monate ins Bett. Ich trainierte hart, um schnell wieder auf den Beinen zu stehen.

Spätestens nach den beiden Verletzungen hätte ein halbwegs vernünftiger Mensch gedacht: „Halt! Da stimmt etwas nicht. Ich schalte besser einen Gang zurück!" Ich machte es anders. Ich änderte nichts.

Danach folgte erneut ein Projekt und füllte mein Überstundenkonto gehörig auf. Ich war 24/7 erreichbar und Krankenstand kam wieder nicht in Frage. Naja, zumindest nicht für mich. Wer nicht hören will muss fühlen, sagt bereits ein Sprichwort. Ich fühlte: Schmerzen. Erneut brach ich mir einen Knochen. Dieses Mal beim Mountainbiken. Es brauchte eine Metallplatte, um die Teile meines Schlüsselbeins wieder zu verbinden.

Vielleicht denkst du jetzt: „Wer nicht Skifahren oder Mountainbiken kann, der sollte es besser lassen!" Bei all den Verletzungen lag es aber nicht am Können. Seit ich ein kleines Kind bin, begeistere ich mich für die Bretter die die Welt bedeuten und Radfahren. Bis zu meinem fünfundzwanzigsten Lebensjahr nahm ich regelmäßig als Teilnehmer an Mountainbike Wettbewerben teil. Doch ich verletzte mich dabei nie ernsthaft.

Im Krankenstand nach der vierten Operation, dachte ich eine Menge darüber nach, was in den letzten beiden Jahren alles passiert war. Nicht nur die Arbeit an meinem Körper, zusammen mit meinem Heilmasseur, sollte mich wieder in den Ausgangszustand zurückbringen. Vor allem reflektierte ich, warum ich mich drei Mal so schwer verletzt hatte. Als professioneller Mountainbiker war ich bei der Ausübung immer konzentriert, körperlich fit und fokussiert. Mir wurde bewusst, bei meinen Unfällen war das nicht der Fall. Durch die enorme geistige Belastung und die langen Projektphasen, war ich beim Sport unkonzentriert und lasch geworden. Ich war schlichtweg nicht bei der Sache.

Aus den Verletzungen nahm ich drei Dinge mit:

1. Den Spitznamen „Ironman". Durch das Metall in meinem Körper schlägt jede Sicherheitskontrolle am Flughafen Alarm.

2. Vier Operationen in zwei Jahren. Wenn du nicht einen Fetisch für Narben hast, dann empfehle ich das nicht weiter.

3. Meine bis dato wichtigste Erkenntnis: Jeder Mensch hat einen Schutzmechanismus.

Er sagt uns, wenn der Körper Ruhe braucht. Hören wir nicht darauf, dann zwingt er uns langfristig wortwörtlich in die Knie und zu einer Pause.

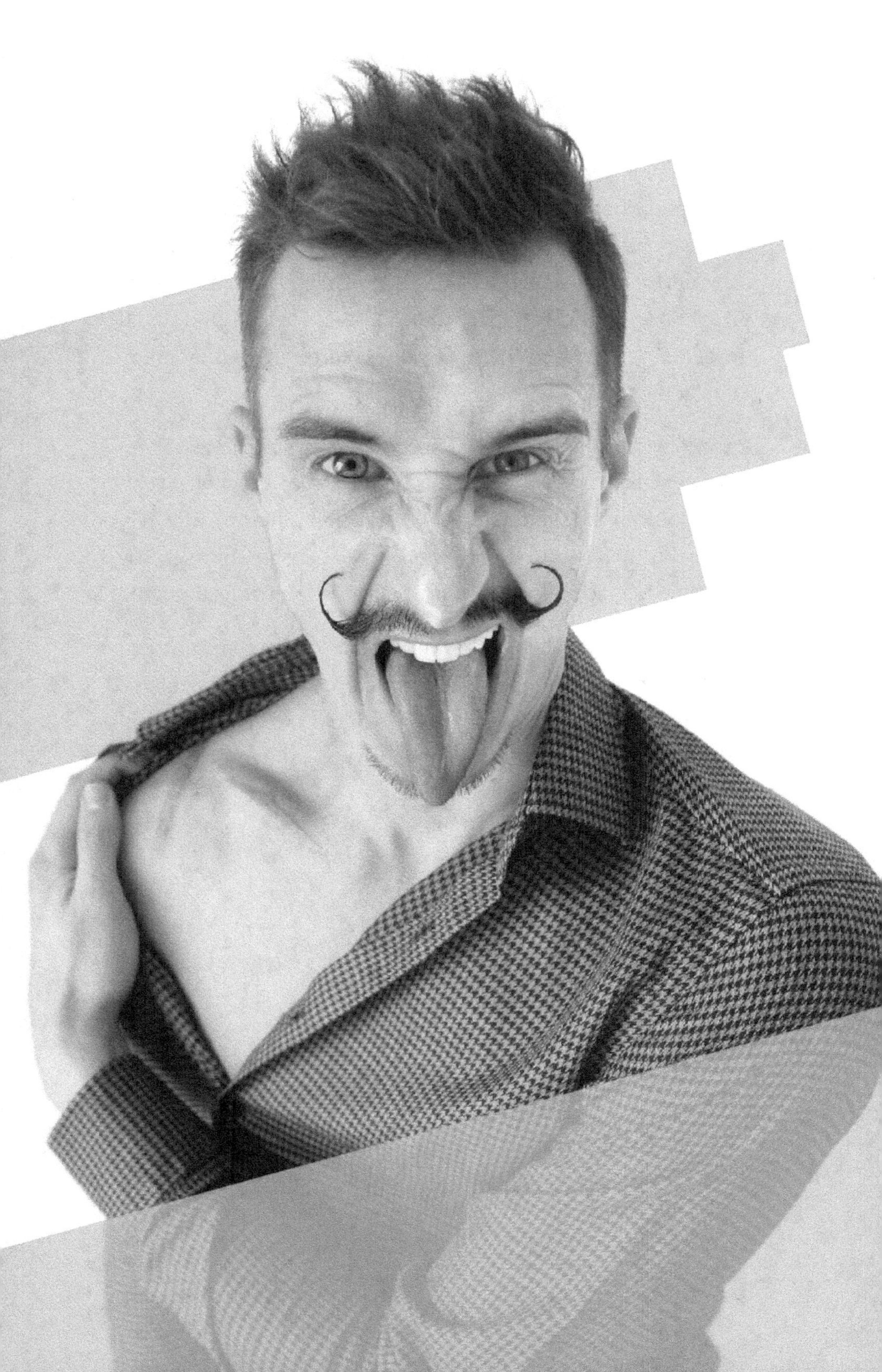

Auf die Körpersignale hören

Ich beschreibe diesen Schutzmechanismus gerne als eine Art Schiedsrichter. Wenn ein Fußballspieler einen anderen Spieler attackiert, dann folgt ein Strafstoß, ähnlich wie eine Ermahnung. Beachtet der Fußballer diese nicht und foult erneut, so greift der Schiedsrichter zu härteren Maßnahmen. Er zeigt die Gelbe Karte.

Danach wird es für den Spieler besser sein, sich zurückzuhalten und weniger hart zu attackieren damit er das Spielfeld nicht verlassen muss. Foult er erneut, zückt der Schiedsrichter die ungeliebte Rote Karte. Der Fußballer wird ausgeschlossen. Er hat keine Möglichkeit mehr, den Spielverlauf mitzubestimmen.

Genauso verhält es sich mit dem besagten Schutzmechanismus. Empfinden wir Stress und unsere Leistungskurve sinkt dadurch, signalisiert uns der Körper dies mit leichten Signalen. Diese sind zum Beispiel:

- Flache und schnelle Atmung
- Kopfschmerzen
- Angespannte Nackenmuskulatur
- Nachlassen von Konzentration
- Denkblockaden
- Zittrige Hände und Knie
- Herzklopfen etc.

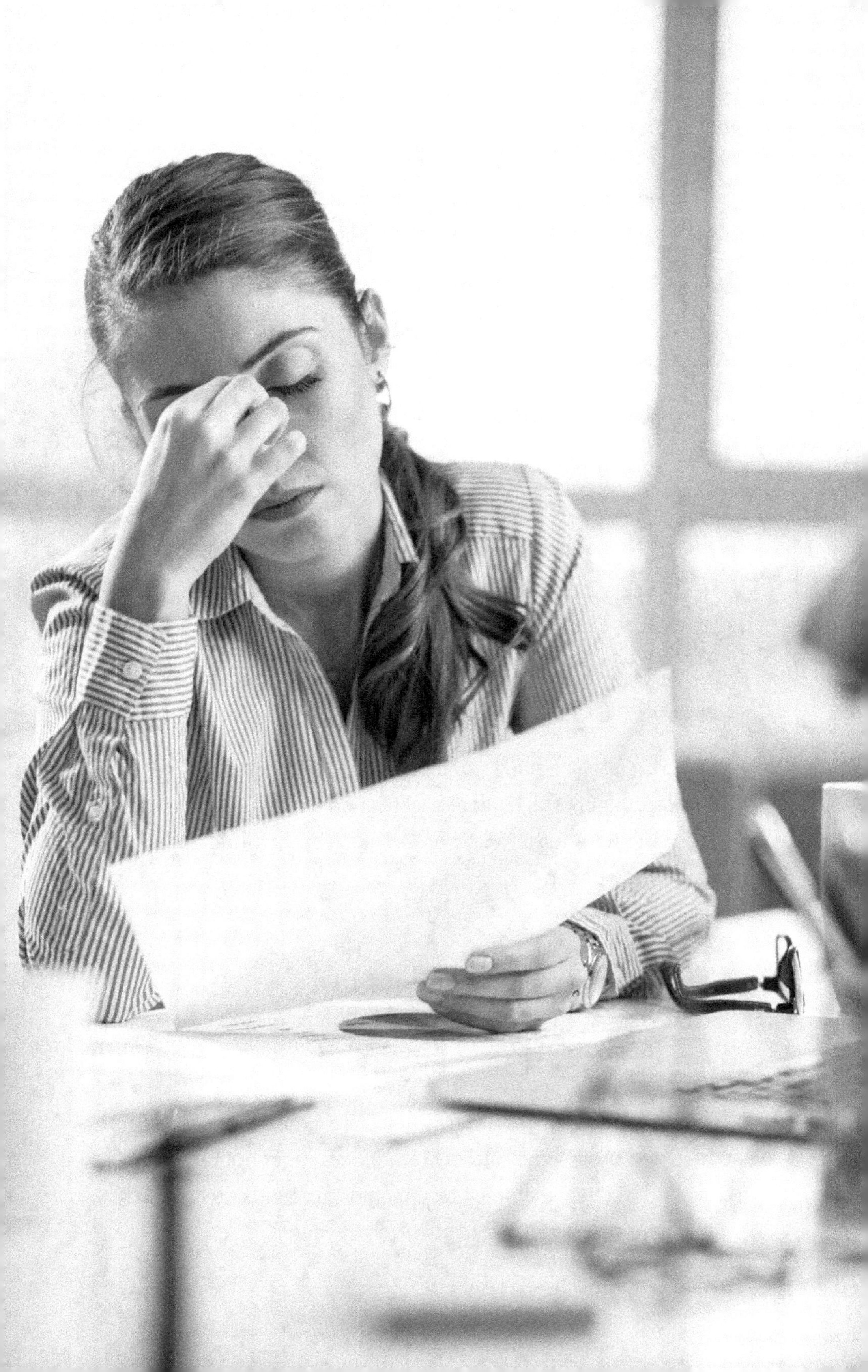

Wir sollten also auf diese Signale achten. Auf sie hören, reagieren und uns regenerieren. Mit welchen Übungen du das schaffst, erfährst du im weiteren Verlauf des Buches.

Werden diese Signale langfristig missachtet, so zeigt uns der Körper die Gelbe Karte und warnt uns mit schwereren Anzeichen.

- Herz-Kreislauf Probleme
- Magenprobleme
- Erhöhte Unfallanfälligkeit
- Erhöhte Krankheitsanfälligkeit
- Schlafstörungen etc.

In meiner Geschichte wird ersichtlich was passiert, wenn man die Verwarnungen nicht beachtet. Bei mir erhöhte sich langfristig die Unfallanfälligkeit.

Werden Herz-Kreislauf- und Magenprobleme oder sogar Schlafstörungen auf längere Sicht ignoriert, so zeigt uns der Körper die Rote Karte. Wir werden ausgebremst und zu einer Auszeit gezwungen.

- Burnout
- Angst und Angststörungen
- Depressionen
- Herz-Kreislauf-Erkrankungen etc.

Damit die Leistung durch Stress nicht abnimmt ist es wichtig, auf seine Körpersignale zu achten und zu regenerieren, wenn diese auftauchen. Bevor ich Übungen dazu zeige, bitte ich dich, die folgenden Fragen zu beantworten.

Welche Signale gibt dir dein Körper, wenn deine Leistung stressbedingt sinkt?

Wie reagierst du auf die Signale?

Regenerationsübungen bei Stress

Im Folgenden zeige ich einige Übungen, die sich ohne große Umstände in deinen Alltag integrieren lassen. Sollte dein Körper leichte Signale äußern, wende diese Übungen an. Sie dauern auch nicht länger als eine Minute. Versprochen!

> Wichtig: Bei den Übungen handelt es sich um Empfehlungen für leichte Körpersignale, wie dem Nachlassen von Konzentration, Kopfschmerzen oder schneller und flacher Atmung. Solltest du an schwereren Symptomen, bzw. Erkrankungen wie konstante Kopfschmerzen, Burnout, Herz-Kreislaufprobleme, Schlafstörungen, Depressionen usw. leiden, so ist es dringend anzuraten, einen Experten aufzusuchen!

Atemübungen

Ohne unsere Atmung wäre der Mensch nicht lebensfähig. Atmen ist Leben. Die Lunge nimmt Sauerstoff auf, der dann durch den Blutkreislauf im Körper zu den Zellen transportiert wird. Dieser Vorgang ist so selbstverständlich, dass man ihm selten seine Aufmerksamkeit schenkt. Dabei ist das Atmen so wichtig, da eine richtige Atmung der einfachste Weg ist, um sich zu beruhigen.

Steht man unter Stress, ist die Atmung flacher und man atmet in den Brustraum. Das volle Lungenvolumen wird nicht genutzt. Es wird weniger Sauerstoff im Blutkreislauf verteilt. Die Herzfrequenz steigt. Atmen wir dagegen tief in den Bauchraum hinein, so wird mehr Sauerstoff aufgenommen und besser im Blutkreislauf verteilt. Die Pulsfrequenz sinkt.

Stress wirkt negativ auf die Atmung. Bewusstes Atmen dagegen beruhigt. Wie das funktioniert zeige ich dir anhand der folgenden Beispiele, bzw. Übungen.

Bewusstes Atmen

Setze oder stelle dich aufrecht hin. Lege eine Hand auf die Mitte deiner Brust, die andere auf den Bauch. Atme jetzt ganz natürlich und entspannt ein und aus. Achte darauf, welche Hand sich mehr hebt und senkt. So siehst du ob du eher ein Brust- oder Bauchatmer bist. Nimm anschließend fünf tiefe Atemzüge in den Brustraum. Spüre wie sich nur diese Hand im Rhythmus deiner Atmung bewegt. Anschließend mache das gleiche mit dem Bauchraum. Atme so tief wie möglich ein und aus. Achte darauf, dass sich nur die Hand am Bauch hebt und senkt. Wenn dir die bewusste Atmung in den Brust-bzw. Bauchraum schwerfällt, übe das mehrmals am Tag. Bis dir die Bauchatmung leichtfällt.

Um bei den Übungen den Überblick zu behalten, habe ich versucht, diese möglichst einfach und klar darzustellen.

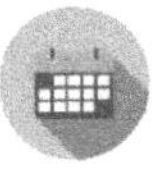 Zeigt dir wann du die Übung machen solltest

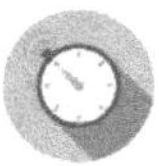 Zeigt die Dauer / Wiederholung der Übung an

 Zeigt das Ergebnis der Übung

Die Anzahl der Wiederholungen und die Dauer sind nur eine Empfehlung. Natürlich kannst du die Übungen so in den Alltag integrieren, wie du möchtest. Denke daran, dass du deine Leistung trotz Stress behalten willst. Und dafür ist es wichtig, angemessen zu regenerieren. Viel Spaß bei den Übungen!

4-7-8 Atmung

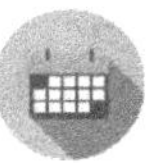

Bei flacher und schneller Atmung

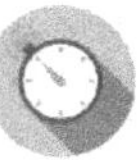

1 Minute / mehrmals täglich

Tiefere Atmung, verlangsamte Herzfrequenz,
Entspannung

Du kennst das bestimmt. Fühlst du dich gestresst, so atmest du meistens eher flacher. Das beeinflusst den gesamten Körper, die Gedanken und die Stimmung negativ. Die 4-7-8 Atmung hilft dir, mehr Sauerstoff einzuatmen und diesen besser im Blutkreislauf zu verteilen. Die Herzfrequenz nimmt ab.

- Setze oder stelle dich aufrecht hin. Atme bewusst tief in deinen Bauchraum ein. Zähle bis 4.
- Halte den Atem an und zähle bis 7.
- Atme anschließend aus und zähle dabei bis 8.
- Wiederhole diesen Atemzyklus in Summe drei Mal.

Du wirst merken, deine Herzfrequenz wird verlangsamt. Du wirst dich entspannter fühlen und wieder beruhigt an die nächste Aufgabe herantreten können.

Stoßartig ausatmen

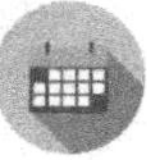

Bei Angst, Ärger und Angespanntheit

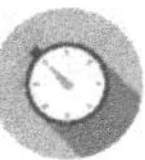

1 Minute / je nach Bedarf

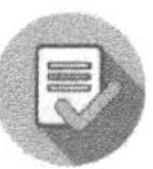

Ausatmen der Unruhe, Wut und Ärger

Bei Angst, Ärger oder Angespanntheit wird die Atmung flacher. Man neigt tendenziell eher dazu, in den Brustraum zu atmen. Dadurch nimmt der Körper weniger Sauerstoff auf und die Muskelspannung steigt. Häufig zeigt sich dies durch körperliche Unruhe. Man fühlt sich angespannt und nervös. Die stoßartige Ausatmung hilft dabei, sich bewusst zu beruhigen.

- Setze oder stelle dich aufrecht hin. Atme tief in den Bauchraum ein und zähle dabei bis 5.
- Atme danach fünf Mal stoßartig hintereinander durch den Mund aus.
- Wiederhole den Atemzyklus, drei bis fünf Mal.

Diese Atemtechnik hilft dir, Unruhe sowie Ärger und Wut auszuatmen.

Die Lunge aufpumpen

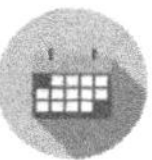

Bei Nervosität, vor einer Herausforderung

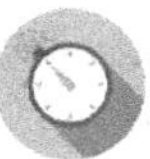

Ein Atemzyklus / je nach Bedarf

Reduktion von Nervosität, zum Beruhigen

Diese Atemübung ist effektiv bei Nervosität, oder wenn du vor einer Herausforderung stehst.

- Atme leicht ein, zähle bis zwei.
- Halte für ca. 2 Sekunden die Luft an.
- Atme erneut leicht ein und zähle bis zwei.
- Wiederhole diesen Vorgang, bis keine Luft mehr in die Lunge passt.
- Atme behutsam aus.
- Wiederhole den Zyklus nicht, sondern atme stattdessen normal weiter.

Durch die tiefe und ruhige Atmung baut sich eine innerliche Ruhe auf. Emotionen lassen sich so besser kontrollieren, der Nervosität wird vorgebeugt und/oder sie nimmt ab.

Übungen gegen Kopfschmerzen

Oft treten bei Stress und übermäßiger Belastung Kopfschmerzen auf. Häufig sind diese ein Signal dafür, dass Kräfte und Ressourcen ausgeschöpft sind und der Körper Erholung bräuchte. Der innere Schutzmechanismus leistet eine grandiose Arbeit.

Psychische Belastungen aufgrund von Stress machen sich gerade körperlich schnell bemerkbar. Gestresste Personen haben häufig einen unruhigen Schlaf. Auch beklagen sie sich oft über Kopfschmerzen. Die folgenden Übungen können helfen, dem Gehirn über den Tag hinweg die Möglichkeit zu geben abzuschalten. Damit verbessert sich langfristig die Qualität des Schlafes und Schmerzen im Kopfbereich klingen ab.

Wie bei vorherigen Atemübungen beschrieben, entsteht durch Stress eine flache Atmung. Die Folge ist eine unzureichende Sauerstoffversorgung. Die Muskelanspannung steigt. Falsche oder schlechte Sitzhaltung begünstigt zusätzlich Verspannungen des Nackens, des Rückens sowie der Schulter. Die Häufigkeit von Kopfschmerzen nimmt zu.

Die folgenden Übungen geben dir Beispiele, wie du deine Nacken-, Schulter und Rückenmuskulatur dehnen und mobilisieren kannst. Zudem erfährst du, wie du deinem Gehirn die Möglichkeit gibst, kurzzeitig abzuschalten, um die Belastung durch Stress zu verringern.

Dehnung der seitlichen Nackenmuskulatur

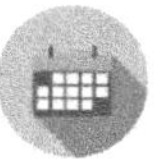

Bei Verspannungen im Nackenbereich, bei langen
Arbeiten am Computer

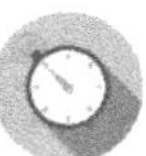

1 Minute / mehrmals täglich

Entspannung im Nacken, Verringerung von
Kopfschmerzen

Wenn du Spannungen in der Nackenmuskulatur wahrnimmst,
hilft dir die folgende Übung.

- Setze oder stelle dich aufrecht hin.

- Lege die rechte Hand an die linke Kopfseite (knapp über
  das Ohr). Drücke deinen Kopf, mit leichtem Druck, nach
  rechts. Konträr dazu ziehe aktiv die linke Schulter nach
  unten.

- Halte diese Position 30 Sekunden lang. Wiederhole den
  Vorgang auf der anderen Seite.

Bei dieser Übung wirst du ein angenehmes Dehnungsgefühl
verspüren. Dein Nacken fühlt sich damit entspannter an, die
Kopfschmerzen verringern sich.

Dehnung der hinteren Nackenmuskulatur

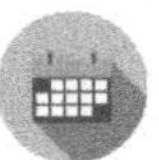

Bei Verspannungen im Nackenbereich, bei langen Arbeiten am Computer

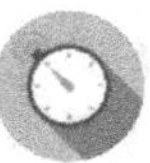

30 Sekunden / mehrmals täglich

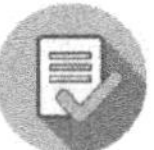

Entspannung im Nacken, Verringerung von Kopfschmerzen

Die Übung funktioniert gleich, wie das Dehnen der seitlichen Nackenmuskulatur.

- Wichtig! Mache die Übung nicht, wenn du Probleme mit der Halswirbelsäule hast. Brich sofort ab, solltest du daher Schmerzen verspüren.
- Setze oder stelle dich aufrecht hin.
- Lege die beiden Hände auf den Hinterkopf und drücke den Kopf mit leichtem Druck nach vorne.
- Diese Position 30 Sekunden lang halten

Die Übung ist eine optimale Ergänzung zur vorherigen. Achte darauf, dass dein Rücken gerade ist und die Schultern tief.

Die unsichtbare 8

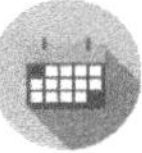

Bei leichten Kopfschmerzen

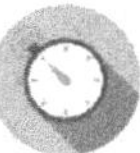

30 Sekunden / mehrmals täglich

Verringern der Kopfschmerzen

Kopfschmerzen entstehen oft, wenn man für längere Zeit angespannt auf einen Punkt fokussiert ist, wie z.B. das Smartphone, den Computer etc. Häufig genügt es, die Augenmuskulatur zu reaktivieren.

- Richte deinen Blick auf eine möglichst neutrale Fläche (z.B. weiße Wand).
- Stelle dir eine große liegende 8 vor, wie sie vor dir schwebt.
- Verfolge die liegende 8 mit den Augen. Wenn es dir leichter fällt, dann kannst du sie auch mit einem Finger in der Luft vorzeichnen.
- Die Bewegung deiner Augen sollte dabei möglichst fließend sein.
- Beginne mit kleinen Bewegungen und steigere dich auf immer größere Kurven.

Konzentrationsübungen

Konzentrationsabnahme ist ein weiteres Signal des Körpers, bei übermäßigem Stress. Sicher kennst du das. Du schreibst einen Text, ein E-Mail, etc., und plötzlich merkst du: „Oh, Denkblockade!" Wörter fallen dir nicht mehr ein, Tippfehler vermehren sich und der Schreibfluss ist unterbrochen. Die Konzentrationsfähigkeit lässt nach.

Um wieder konzentriert zu sein, ist es notwendig zu pausieren und den Fokus kurzzeitig neu zu setzen. Ich persönlich nehme dafür gerne drei Bälle in die Hand und jongliere. Dadurch beruhige ich mich, die Konzentration steigt und der Fokus ist wieder auf die Arbeit gerichtet.

Falls du keine Jonglierbälle hast, oder dir jonglieren nicht liegt, dann ist das auch kein Problem. Ich habe noch zwei weitere Übungen für dich. Probiere sie einfach aus. Du wirst sehen, deine Konzentrationsfähigkeit wird wieder zunehmen.

Der Sekundenzeiger

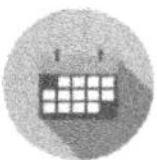

Bei abnehmender Konzentration

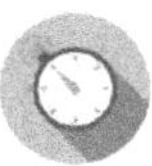

1 Minute / nach Bedarf

Zunahme der Konzentration, Fokussierung

Oft genügt es seinen Fokus kurzfristig neu zu richten, um wieder konzentriert weiter zu arbeiten. Die folgende Übung ist ein einfacher Stresskiller:

- Richte deinen Blick auf eine analoge Uhr.
- Verfolge den Sekundenzeiger mit deinen Augen.
- Konzentriere dich nur auf diesen und versuche an nichts anderes zu denken.
- Schweifen deine Gedanken ab, dann richte deinen Fokus erneut auf den Sekundenzeiger.
- Mache diese Übung so lange, bis du es schaffst, dich eine Minute nur auf den Zeiger zu konzentrieren.

Vielleicht braucht das ein wenig Übung. Aber du wirst merken, dass es dir von Versuch zu Versuch leichter fallen wird, den Fokus beizubehalten.

Fingerfocus

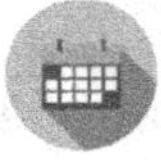

Bei Denkblockaden

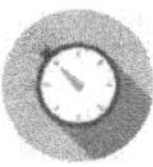

30 Sekunden / mehrmals täglich

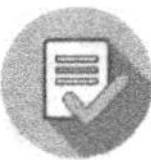

Auflösen von Denkblockaden, Konzentrationssteigerung

Sitzt man lange an einer Arbeit, so entstehen häufig Denkblockaden. Die folgende Übung hilft dir diese aufzulösen.

- Halte eine Hand waagrecht vor deinem Körper.
- Tippe mit der Spitze des Daumens abwechselnd auf die Spitze des kleinen Fingers, des Ringfingers, des Mittelfingers und des Zeigefingers.
- Wiederhole die Übung, bis eine fließende Bewegung entsteht.
- Fällt es dir leicht, so nimm die andere Hand dazu und mache den gleichen Bewegungsablauf parallel dazu.

Überlege dir auch andere Bewegungskombinationen. Wichtig ist, dass sie dich fordern und dass du deinen Fokus auf diese Bewegung setzt.

Zusammenfassung

Wie du siehst ist es wichtig zur richtigen Zeit Pausen zu setzen, um die durchschnittliche Leistungsfähigkeit aufrechtzuerhalten. Im Idealfall geschieht das dann, wenn der Leistungsverlauf bei zu großer Belastung, wie Stress, abnimmt.

Der Körper versorgt uns mit ausreichend Signalen, die darauf hinweisen, dass er eine Pause braucht. Langfristiges Missachten leichter und mittlerer Anzeichen führt zu schweren Schäden, die in weiterer Folge zu Burnout, Depressionen oder Herz-Kreislauf-Erkrankungen führen können.

Leichte Signale sind wie bereits erwähnt Kopfschmerzen, das Nachlassen der Konzentration oder eine flache Atmung. Treten diese auf, pausierst du am besten deine Arbeit und wendest die hier erwähnten Beispiele und Übungen an. Du wirst sehen, deine Leistungskurve behält eine langfristige Wellenform.

Richtig regenerieren

Im vorherigen Kapitel konntest du sehen, wie wichtig es ist, zu regenerieren, um deine Leistung zu erhalten. Aber nicht nur Regeneration an sich ist von Bedeutung, sondern auch die Art und Weise wie man regeneriert. Warum das so ist, erkläre ich dir im folgenden Kapitel.

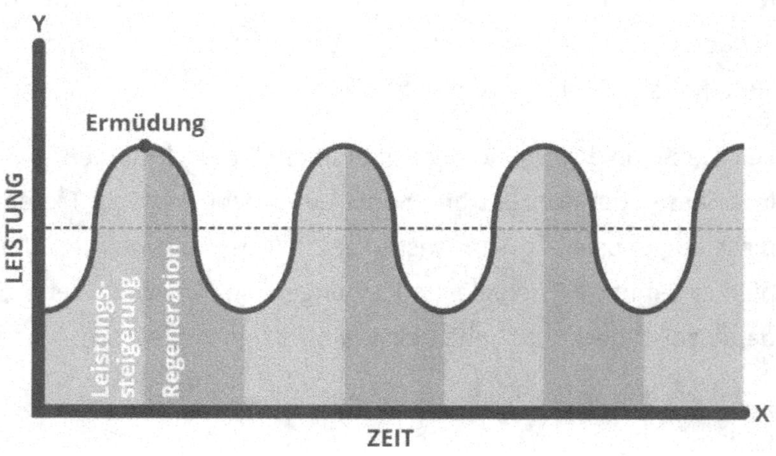

Um das anschaulich darzustellen, nehme ich erneut das Leistungsdiagramm eines Läufers zur Hand. Die Y-Achse zeigt die Leistung, die X-Achse den zeitlichen Verlauf über eine kurze Trainingswoche. Um über die Woche hinweg eine konstante Leistung zu liefern ist es nötig, dass der Läufer regeneriert und dass er das möglichst effizient umsetzt. Das bedeutet Körper und Geist zu entspannen, ausreichend zu schlafen, sich richtig zu ernähren usw.

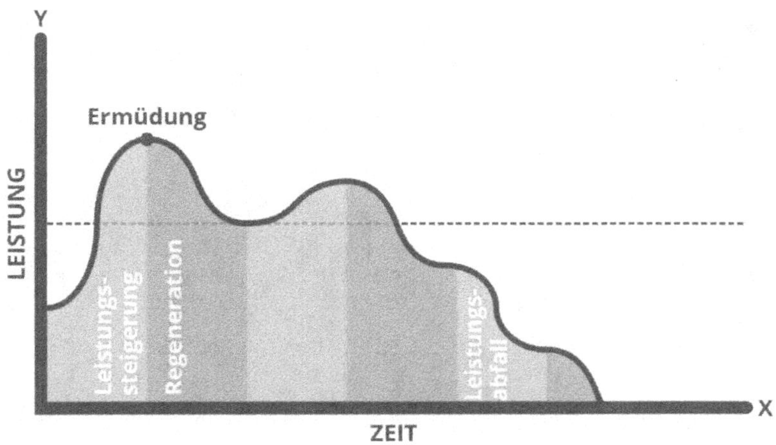

Das obere Diagramm zeigt schematisch den Leistungsverlauf, wenn der Läufer zwar regeneriert, dies aber nicht effizient umsetzt. Trainiert er zum Beispiel am ersten Tag intensiv seine Beine und absolviert schon wenige Stunden später ein Sprinttraining, so hätte er zu Beginn zwar eine Leistungssteigerung, aber sie würde schneller den Punkt erreichen, an dem sie abflacht und geradlinig wird. Macht er das am folgenden Tag erneut, flacht die Leistungskurve abermals ab. Wiederholt er diesen Vorgang, so sinkt die Leistung irgendwann auf Null.

Denkpausen

Im Arbeitsalltag verhält es sich genauso. Am Feierabend oder am Wochenende regenerieren wir zwar, dennoch tun wir das meistens nicht effizient. Daraus resultiert, dass wir am folgenden Tag oder in der nächsten Woche nicht die volle Leistung bringen können. Oft ist es ein schleichender Prozess.

Irgendwann sinkt die Leistungskurve auf Null. Um dir eine Vorstellung davon zu geben, was ich meine, beschreibe ich im Folgenden einen Arbeitsalltag, aus meinem früheren Job.

05:00 Uhr: Der Wecker klingelt. Ich denke mir: „Heute gehe ich früher ins Büro, damit ich mich noch für das wichtige Meeting um 08:00 Uhr vorbereiten kann."

06:00 Uhr: Abfahrt von Zuhause. Voraussichtliche Ankunftszeit: 06:30 Uhr.

06:15 Uhr: Mein Kopf hämmert das erste Mal aufs Lenkrad. Stau! Jemand vor mir kann wieder einmal nicht Autofahren.

06:45 Uhr: Ich bin geschätzte 500 Meter von meinem Zuhause entfernt. Ich drehe die Musik lauter, damit mich niemand Fluchen hört.

07:15 Uhr: Die Kolonne bewegt sich. „Wenn es so weiter geht, habe ich noch 30 Minuten Zeit, um mich aufs Meeting vorzubereiten." Ich spreche mir positiv zu.

07:20 Uhr: Mein Arbeitshandy klingelt. Ich lese die Nachricht von meinem Chef: „Das Meeting um 08:00 Uhr wird auf 07:30 Uhr vorverlegt, da ich einen dringenden externen Termin habe. Bitte koordiniere das mit deinen Kollegen." Das Radio wird lauter gedreht. Ärger Level: 150 Prozent.

07:35 Uhr: Ich laufe von der Parkgarage direkt in den Besprechungsraum. Verschwitzt öffne ich die Türe und kassiere mir die erste Rüge des Tages.

08:00 Uhr: Meine Atmung ist flach, mein Herzschlag schnell. Zumindest nehme ich nur drei Aufgaben mit hoher Priorität, aus dem Meeting mit, die noch heute zu erledigen sind. „Das schaffe ich mit Leichtigkeit!", denke ich mir euphorisch, ohne zu wissen, dass gefühlte hundert „wichtige" E-Mails in meinem Postfach auf mich lauern.

08:05 Uhr: Ich starte den Computer. Mir wird bewusst, dass ich heute keine Mittagspause haben werde.

10:00 Uhr: Ich unterbreche meine Arbeit und stürze mich auf die E-Mails. Normalerweise benötige ich dafür eine Stunde. Ich werde ständig durch Anrufe unterbrochen. Die Zeit verdoppelt sich.

12:00 Uhr: Der Toilettengang lässt sich nicht mehr vermeiden. Auf dem Weg dorthin: ein wichtiger Anruf. Am Klo denke ich mir: „Wenn ich schon sitze, hole ich meine Social Media Zeit nach, die mir beim Frühstück entgangen ist. Also los! Wer hat die meisten Likes auf ein Foto bekommen, wie sieht das Essen meiner Freunde aus? Und das Allerwichtigste: Wer hat mich in einem lustigen Video markiert?"

12:10 Uhr: Auf meinem Weg zurück ins Büro bekomme ich einen Anruf von meinem Chef: „Ich brauche die Unterlagen die kommende Woche fertig sein sollten bereits morgen. Das hat hohe Priorität!", schnaubt er ins Telefon. Mein Herzschlag schnellt: wie ein Pferd im Galopp, nach oben.

12:15 Uhr: Ich wäge ab, welche meiner Aufgaben die höchste Priorität hat. Ich entscheide mich für Überstunden.

15:00 Uhr: Die Kopfschmerzen melden sich früher als gedacht. Ich höre mich sagen: „Markus, du bist Sportwissenschaftler. Du weißt, dass du eine kurze Pause machen musst. Beantworte die E-Mail. Danach dehnst du den Nacken, damit du am Abend nicht zu verspannt bist!" Ich schreibe die E-Mail fertig. Auf die Pause vergesse ich.

17:00 Uhr: Die ersten Kollegen verlassen das Büro. Endlich unterbricht mich niemand mehr. Mein Fokus liegt voll im Erledigen meiner Aufgaben.

19:00 Uhr: „Ich bin völlig platt. Zum Glück ist schon Dienstag!", denke ich mir, lächle sarkastisch und lasse das Büro hinter mir.

19:45 Uhr: „Feierabend, jetzt wird endlich entspannt!", hört mich meine Freundin sagen, während ich heute das erste Mal überhaupt etwas esse, abgesehen von Kaugummi.

20:15 Uhr: Meine Freundin erzählt mir von Ihrem Tag. Ich wische währenddessen an meinem Handy auf und ab. Ihr Tag war genauso anstrengend, weshalb wir uns, wie so oft, auf unser Sofa setzen und fernsehen.

23:00 Uhr: Meine Freundin ist schon längst eingeschlafen. Ich lege mich zu ihr ins Bett.

Leise murmle ich vor mich hin: „Bis zum Wochenende sind es zum Glück nur noch drei Arbeitstage!"

23:30 Uhr: Das Einschlafen fällt mir schwer. Der morgige Tag belastet mich schon. „Habe ich heute alles erledigt? Hätte ich noch eine Aufgabe abschließen sollen, bevor ich nach Hause ging? Verdammt, ich muss noch dringend die Unterlagen für meinen Chef aufbereiten!" Mein Herzschlag beschleunigt, bevor ich erschöpft in einen traumlosen Schlaf falle.

Zugegeben, es ist „nur" ein Beispiel, aber du kennst solche Tage sicher auch, an denen man von früh bis spät eine konstante Unruhe verspürt, weil man ständig unter Stress steht. Man verschiebt die Pausen auf den Feierabend, den man wiederum, aufgrund von Überstunden, weit nach hinten verlegt. Und obwohl man denkt vor dem Fernseher könne man regenerieren, so schläft man doch unruhig und kommt am Folgetag schwerer aus dem Bett, als an dem zuvor. Warum ist das so? Weil unser Gehirn nicht genügend und vor allem nicht richtig regeneriert hat!

Unser Gehirn wird jeden Tag mit tausenden von Informationen geflutet. Um diese zu sortieren benötigt es ab und zu Ruhe, wie in Form von Arbeitspausen. Nutzt man diese Pausen, um seine Zeit am Smartphone auf und ab zu scrollen, E-Mails zu prüfen und zusätzlich noch eine Mahlzeit einzunehmen, dann bekommt unser Gehirn noch mehr Informationen. Die Pause bleibt auf der Strecke. Es wäre besser sich in dieser Zeit auf wenige Dinge zu konzentrieren, wie ein gutes Buch zu lesen oder einfach nur Musik zu hören. Oft reichen kleine Pausen aus, in denen man nichts tut. Stündlich eine Minute lang aus dem Fenster starren, vor sich hinträumen oder ins „Narrenkästchen" schauen, das gibt dem Gehirn Zeit, Informationen zu verarbeiten und zu ordnen.

Fernsehen, Social Media und Internetsurfen geben uns oft das Gefühl abzuschalten. Doch die Realität zeigt, das genaue Gegenteil ist der Fall. Facebook oder Instagram setzen Glücksgefühle in uns frei. Bekommt man ein Like, ein Kommentar oder eine neue Freundschaftsanfrage, so setzt das kurzzeitig Glückshormone frei. Neue Posts haben das gleiche Ergebnis: Freisetzung von Glückshormonen. Gleichzeitig entsteht die Angst, man könnte etwas verpassen. Das Phänomen nennt man „fear of missing out "-FOMO. Dadurch entwickelt sich auch ein Gefühl von Stress, gerade wenn kein WLAN vorhanden ist oder der Akku wenig Prozent anzeigt.

Das Gehirn läuft auf Hochtouren, wenn man Zeit im Internet oder auf Social-Media-Kanälen verbringt. Unmengen an Informationen werden so unserem Gehirn zugespielt. Es hat alle Hände voll zu tun um diese zu verarbeiten. Tut man dies vor dem Zubettgehen, so ordnet unser Gehirn die Informationen im Schlaf. Das hat zur Folge, dass wir unruhiger schlafen. Der Morgen danach: ein Gefühl des „Gerädert-Seins". Man fühlt sich unausgeschlafen und die Lust auf mehr als einen Koffeinschock steigt.

                    MIT STRESS HOCH HINAUS

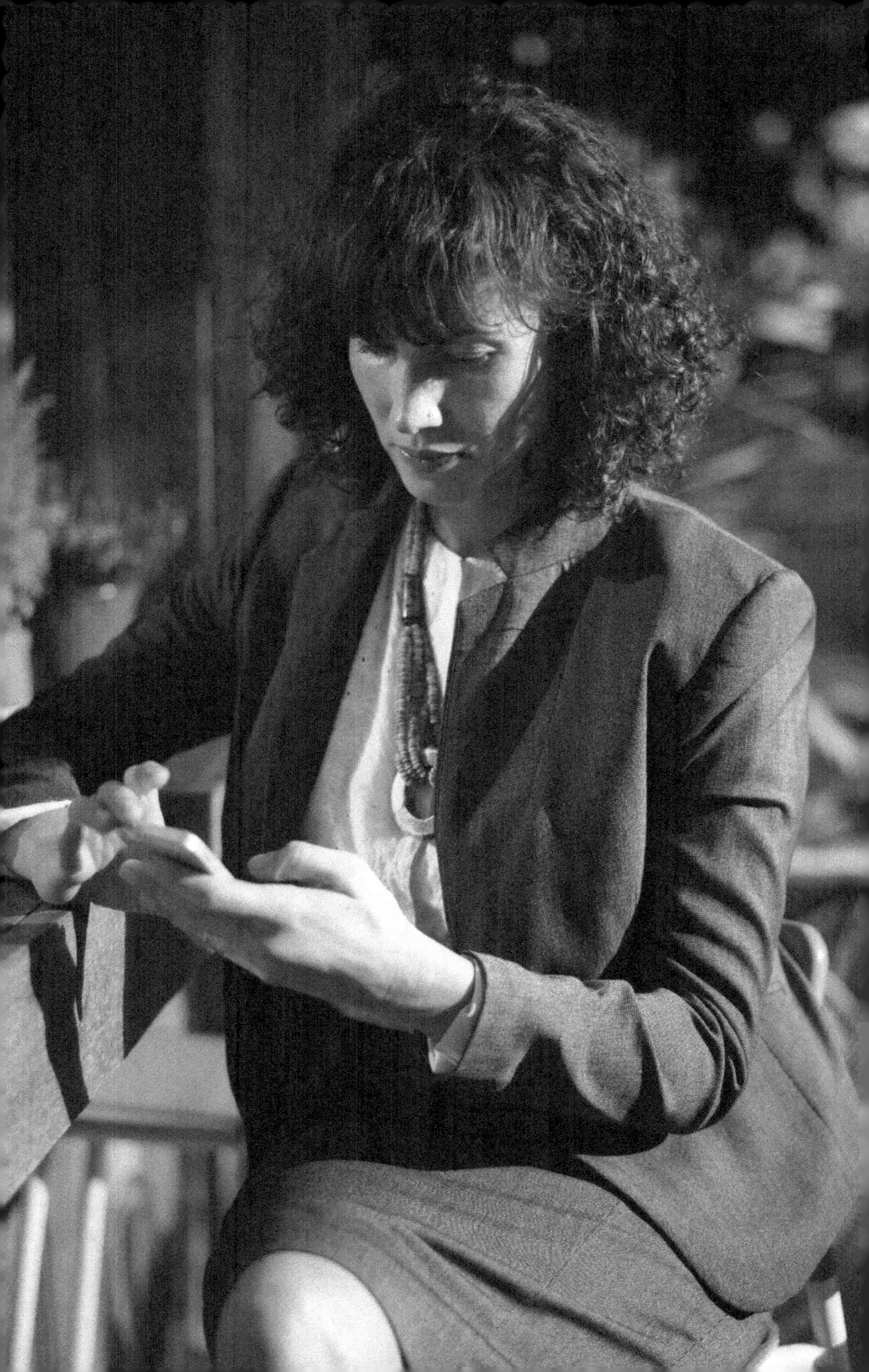

Schätze, wie viel Zeit du durchschnittlich pro Tag für folgende Aktivitäten verwendest:

Fernsehen

____

____

Internetsurfen

____

____

Social Media

____

____

Computer- bzw. Handyspiele

____

____

Reflektiere, wie du dich während dieser Aktivität fühlst. (entspannt, unruhig, nachdenklich, gelassen?)

Reflektiere, wie du dich nach diesen Tätigkeiten fühlst. (unrund, gelassen, energielos, motiviert?)

Übungen für Denkpausen

Im Folgenden zeige ich dir Übungen, die dabei helfen im Arbeitsalltag sein Gehirn auf Leerlauf zu stellen, damit es Informationen besser ordnen kann. Hier gilt wie immer: die eine Minute Regel. Alle Übungen lassen sich mehrmals täglich anwenden, ohne den Arbeitsfluss zu unterbrechen. Auf Entspannungsaktivitäten, die viel mehr Zeit beanspruchen, gehe ich im Rahmen dieses Buches nicht konkret ein.

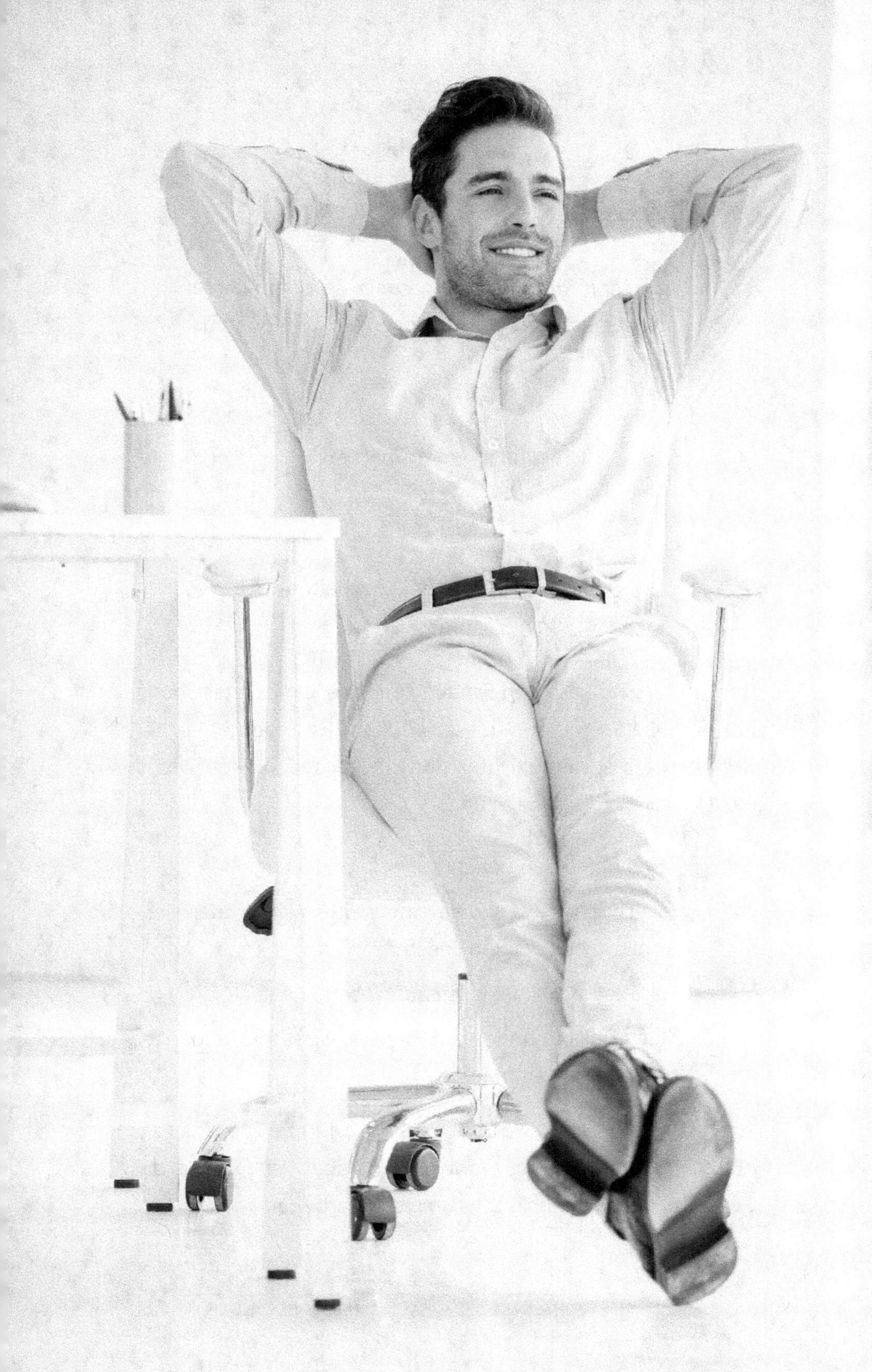

Gedankenlos

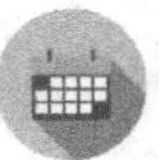

Nach großer Informationsaufnahme wie einem Meeting,
Internetsurfen oder anstrengenden Telefonaten

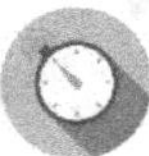

30 Sekunden / mehrmals täglich

Gehirn in den Leerlauf schalten

Das „Ins-Narrenkästchen-Schauen" ist die einfachste Übung,
um dem Gehirn eine Pause zu gönnen. Es bedeutet, seinen
Blick starr auf etwas zu richten und an nichts zu denken. Das ist
ideal für die Stressbewältigung.

- Atme tief in den Bauchraum ein und aus.

- Fixiere einen Punkt wie eine weiße Wand, oder Gras,
  wenn du aus deinem Fenster starrst.

- Fokussiere dich lediglich auf diesen Punkt.

- Mache nichts anderes dabei und lasse die Gedanken
  ruhig abschweifen.

Schaut man ins Narrenkästchen, interpretieren das
Außenstehende oft als faulenzen. Dabei ist genau das
Gegenteil der Fall. Man lässt sein Gehirn arbeiten.

Gedankenstopp

Nach großer Informationsaufnahme wie einem Meeting,
Internetsurfen oder anstrengenden Telefonaten

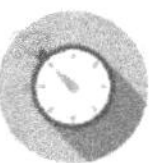

1 Minute / mehrmals täglich

Ruhe finden, das Gehirn in den Leerlauf schalten

In einer Pause fällt es meistens schwer seine Gedanken völlig
herunterzufahren oder abzuschalten. Es dauert einige Zeit, um
das zu schaffen. Diese Technik unterstützt dich dabei.

- Schließe deine Augen. Atme tief ein und wieder aus.
- Stelle dir deine Stirn wie einen Hohlraum vor, in dem
  eine Straße von links nach rechts führt.
- Deine Aufgabe besteht darin, den Hohlraum leer zu
  halten. Denke ein lautes „Stopp", sobald ein Gedanke
  auftaucht.
- Wenn trotzdem ein Gedanke die Straße erreicht, dann
  schiebe ihn einfach weg und lasse ihn ziehen.

Versuche die Straße so lange wie möglich leer zu halten.

Die liegende 8

Nach großer Informationsaufnahme wie einem Meeting,
Internetsurfen oder einem anstrengenden Telefonat

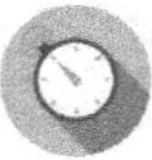

1 Minute / 4 Mal täglich

Ruhe finden, Stress loslassen

Durch Stress ist man weniger konzentriert für neue Aufgaben.
Diese Übung ist so effektiv, wie einfach. Durch das Verfolgen
einer 8 mit deinem Finger, schaltest du dein Gehirn in den
Leerlauf.

- Zeichne eine liegende 8 auf ein leeres Blatt Papier.
- Verfolge diese eine Minute lang mit dem Finger.
- Alternativ mache die Übung mit einem Stift oder mit
  den Augen.

Egal wie, wichtig ist, dass du dich nur auf die liegende 8
fokussierst. Anstelle des Symbols ist es möglich, andere
Zeichen zu malen, wie eine Spirale. Diese, und weitere
Übungen, lassen sich ideal mit den Produkten von Mind Entry®
kombinieren.

Mind Entry®

Mind Entry® hat sich zum Ziel gesetzt, das Mindset zur Thematik Stress zu stärken, so dass du lernst damit umzugehen und auch zu wachsen. Umsetzen lässt sich das Ganze auf Basis zweier Faktoren: Learning und Doing.

Learning mit Mind Entry®

Vermitteln von Wissen über Stress. Das passiert mithilfe von Vorträgen, Workshops und diesem Buch. Dieser Punkt (Learning) ist nicht nur für Privatpersonen wichtig, sondern auch für Führungskräfte und Arbeitgeber. Durch wachsenden Zeitdruck und ständige Erreichbarkeit ist es umso wichtiger, seinen Mitarbeitern und Mitarbeiterinnen Tools und Tipps mitzugeben, um den Arbeitsalltag zu bewältigen. Es geht darum auch langfristig Krankheiten, wie Depression oder Burnout, zu vermeiden. Somit ist es eine Win-Win Situation für alle Beteiligten. Details zu den Vorträgen und Workshops, sowie Fragen und Buchungen findest du unter dem folgenden QR-Code bzw. Link:

www.mindentry.com/vortraege-und-workshops-zu-thema-stress

Doing mit Mind Entry®

Neben Vorträgen und Workshops entwickelt und vertreibt Mind Entry® sogenannte Anti-Stress-Produkte. Entweder für den Schreibtisch zu Hause oder für unterwegs im praktischen Kleinformat. Durch drei simple Faktoren wird das Wohlbefinden gesteigert. Stress, Depression oder Burnout werden in ihre Schranken verwiesen und können so gar nicht erst entstehen.

1. Wohlfühlen durch Zirbenholz:
   Der Hauptbestandteil aller Produkte ist Zirbenholz. Es hat eine nachgewiesene, positive Wirkung auf den Körper und zeichnet sich durch seinen charakteristisch angenehmen Geruch aus.

2. Abschalten dank Entspannungsübung:
   Ein leichter Weg um Stress zu vermeiden ist, kleine Pausen in den Alltag zu integrieren. Die Produkte sind mit einer oder mehreren Doings ausgestattet. Dadurch kann man für kurze Zeit abschalten.

3. Weitermachen mit Erfolg:
   Farben haben einen großen Einfluss auf unsere Psyche. Durch den farblichen Akzent wirst du nach den kurzen Übungen wieder konzentrierter, entspannter und fokussierter für neue Aufgaben.

Alle Produkte werden aus hochwertigem Zirbenholz, Kunstharz und Metall hergestellt. Die aufwendige Produktion erfolgt dabei ausschließlich in Österreich. Details zu den Produkten findest du unter:

www.mindentry.com

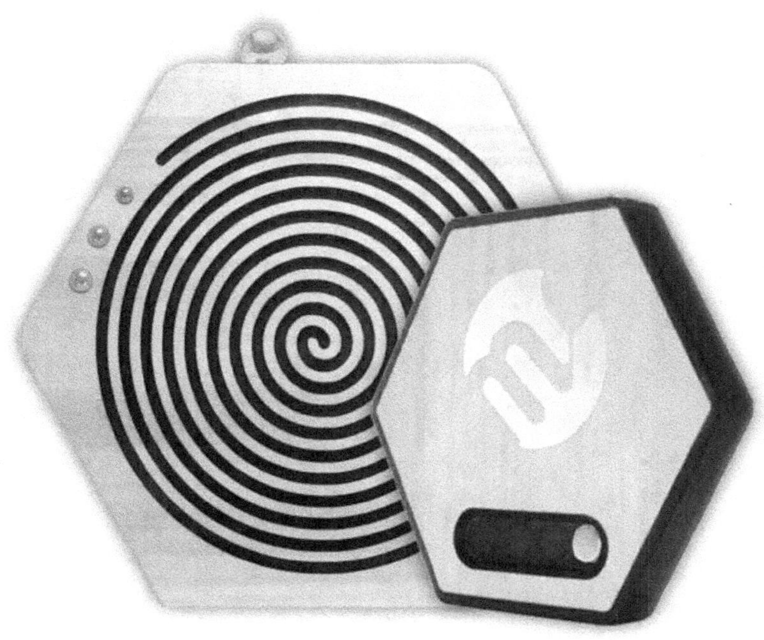

Wir alle haben nur einen gewissen Energiespeicher, der uns täglich zur Verfügung steht. Entleert man ihn schon bei der Arbeit, so ist am Ende keine Power mehr übrig, um seinen Hobbys nachzugehen, soziale Kontakte zu pflegen oder sich selbst zu verwirklichen. Überlastet man den Speicher indes, schadet dies sowohl Körper, aber vor allem unserem Geist und somit unserer Psyche.

Die Learnings und Doings von Mind Entry® unterstützen dich dabei, den Energiespeicher nicht vollständig zu leeren, sondern ihn optimal zu nutzen. So kannst du schneller wieder aufgeladen und voller Power losmarschieren. Es bleibt dir genügend Energie für die wichtigen Dinge im Leben.

Den Körper entspannen

Um optimal zu regenerieren ist es notwendig dem Gehirn die Möglichkeit zu geben, Informationen zu ordnen. Das geht am besten mit einer Informationspause. Aber nicht nur unser Gehirn braucht eine Pause, sondern auch unser Körper.

Wie du bereits lesen konntest, so wirkt sich Stress negativ auf den Körper aus. Geben wir ständig 150 Prozent, wird er dauerhaft angespannt sein. Häufig zeigt sich das anhand unserer Nacken-, Rücken- und Schultermuskulatur. Um dem zu entgegnen, ist es wichtig zu mobilisieren und sich zu dehnen. Den Körper also aktiv zu entspannen. Wie viele habe ich das, in meiner Zeit als Angestellter, kaum beachtet. Ich habe meinen Körper zu häufig und zu intensiv gefordert.

Oft hatte ich eine anstrengende Woche und erlebte eine Menge Stress. Bereits ab Mittwoch merkte ich unangenehme Verspannungen im Nackenbereich. Kopfschmerzen folgten prompt. Tägliche Überstunden machten das aktive Arbeiten an und mit meinem Körper, wie dehnen oder mobilisieren, unmöglich. Da ich unter der Woche für nichts Zeit hatte, freute ich mich immer auf das Wochenende. Ich ging endlich meinen Hobbys nach. Am Freitag machte ich mich oft direkt nach der Arbeit, auf den Weg. Ich wollte den ganzen nächsten Tag am Berg wandern gehen. Spät am Abend fuhr ich wieder zurück nach Hause. Anstatt zu entspannen, nutzte ich den gesamten Sonntag um, soziale Kontakte zu pflegen und für Sport. Am Ende des Wochenendes war ich fix und fertig. Montag früh war ich völlig k.o. So startete ich in die neue Arbeitswoche.

Mein Gehirn entspannte sich an so einem Wochenende spitze. Ich tat nur Dinge, die ich gerne machte. Im Sport hielt sich der Informationsfluss in Grenzen. Mein Körper hingegen: auf Dauerspannung.

Ich möchte klarstellen, dass du ohne Sport keinesfalls weniger Stress empfindest, im Gegenteil. Studien zeigen, dass aktive Menschen grundsätzlich besser mit Stress umgehen als jene, die sich kaum bewegen. Sportliche Personen weisen zum Beispiel weniger Magenschmerzen, Schlafstörungen oder Migräne auf.

Es ist wichtig, dass man seinem Körper neben der Belastung durch Stress und Sport, die Möglichkeit gibt, Spannungen loszulassen. Langfristig verhindert man damit körperliche Schäden. Das funktioniert durch Mobilisation, Dehnung, aktive Entspannung etc. Bevor ich dir weitere Übungen zeige bitte ich dich, die folgenden Fragen zu reflektieren:

Treibst du Sport? Wenn ja, welchen? Wenn nein, welcher Sport würde dir Spaß machen? Worauf hättest du Lust?

____

____

____

____

____

____

____

____

Wie viele Stunden investierst du wöchentlich in Sport? Was motiviert dich, Sport zu betreiben?

____

____

____

____

____

____

Ist deine Antwort weniger als dreimal, stelle dir folgende Fragen: Wie viele Stunden Sport möchte ich wöchentlich machen? Was würde mich motivieren, das in die Realität umzusetzen?

____

____

____

____

____

Wie entspannst du deinen Körper nach dem Sport, wie nach einem anstrengenden Arbeitstag?

____

____

____

____

Wie fühlst du dich nach der Entspannung? Ist sie ausreichend?

____

____

____

____

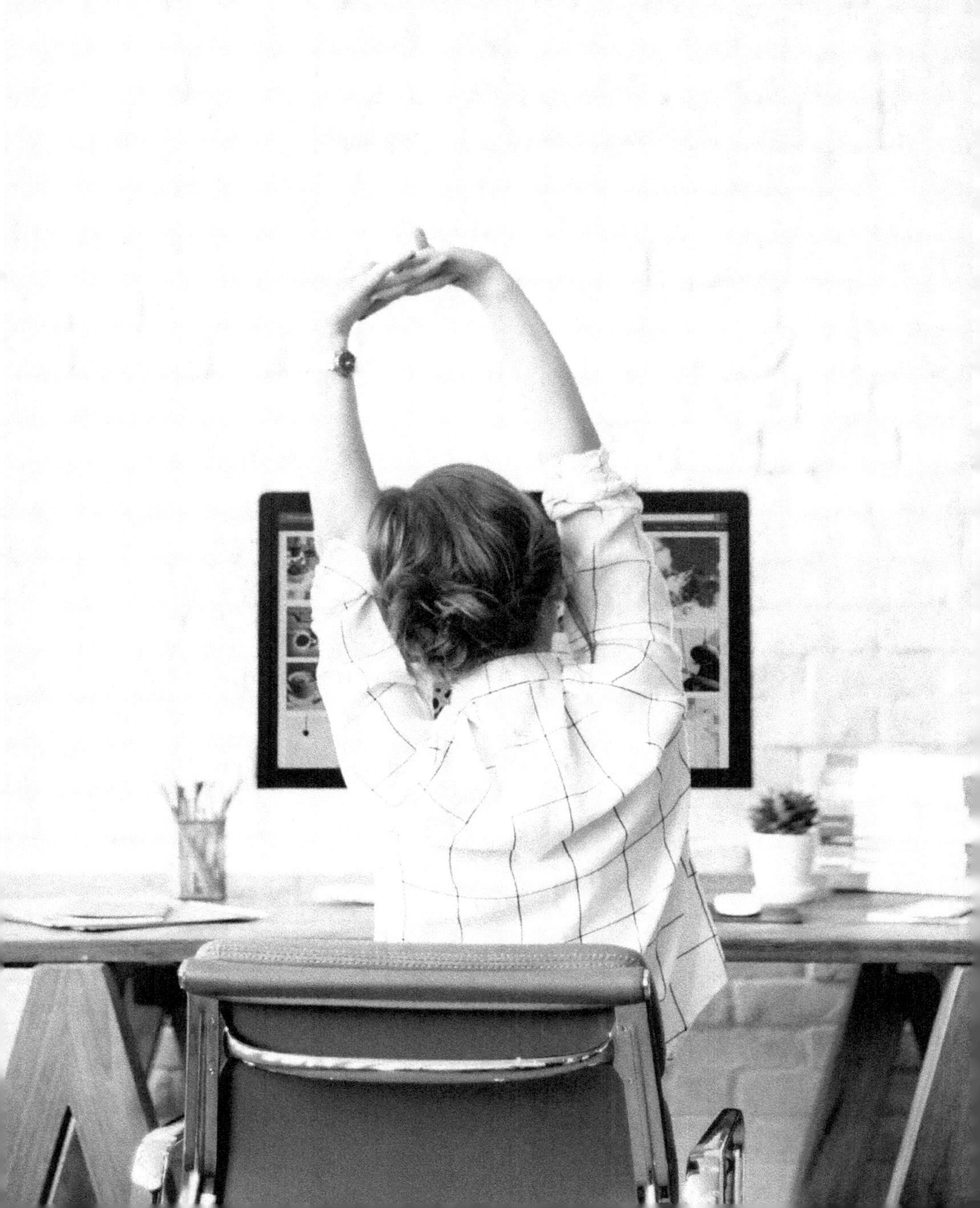

Arme gegengleich strecken

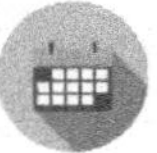

Verspannungen im Schulterbereich

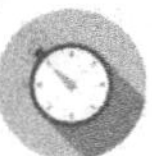

10 Sekunden / 5 Mal pro Seite

Mobilisation und Dehnung der Schultermuskulatur

- Setze dich auf einen Stuhl.
- Die Knie und die Hüfte sind in einem 90° Winkel am Boden. Deine Sitzhaltung ist aufrecht.
- Hebe den linken Arm. Strecke ihn soweit als möglich nach oben, ohne, dass sich dein Oberkörper zur Seite neigt.
- Strecke gleichzeitig den rechten Arm im gestreckten Zustand so weit als möglich nach unten.
- Halte diese Position für 5 Sekunden. Danach wechsle die Seiten.

Arme gegengleich drehen

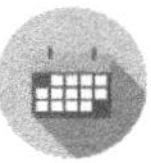

Verspannungen im Schulterbereich

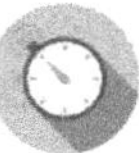

5 Sekunden / 10 Wiederholungen

Mobilisation der Schultermuskulatur

- Setze dich auf einen Stuhl.
- Die Knie und die Hüfte sind in einem 90° Winkel am Boden. Deine Sitzhaltung ist aufrecht.
- Strecke deine Arme seitlich von deinem Körper weg.
- Deine Daumen zeigen nach oben
- Rotiere die Arme aus den Schultergelenken so, dass deine Daumen so weit als möglich nach unten zeigen. Halte den Oberkörper gerade.
- Rotiere deine Arme jetzt so, dass die Daumen so weit als möglich nach hinten unten zeigen.
- Wiederhole diesen Ablauf 10 Mal.

Schultern kreisen

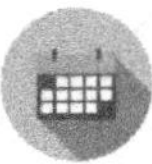

Verspannungen im Schulterbereich

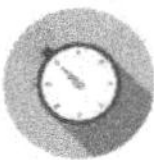

1 Minute / eine Wiederholung

Mobilisation der Schultermuskulatur

- Stelle dich aufrecht hin. Deine Beine stellst du etwa schulterbreit auseinander. Lasse Deine Arme locker seitlich am Körper hängen.

- Rotiere deine Schultern für 20 Sekunden in kleinen Kreisen nach vorne. Die Kreise werden immer größer, bis sie die maximale Rotation erreicht haben.

- Stoppe die Rotation. Rotiere jetzt die Schultern entgegengesetzt nach hinten. Beginne mit kleinen Kreisen, die immer größer werden, 20 Sekunden lang.

- Stoppe erneut und versuche nun die linke Schulter nach vorne, die rechte nach hinten zu rotieren. Nach etwa 10 Sekunden die Seiten wechseln.

Handflächen pressen

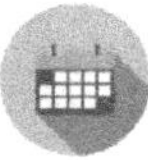

Verspannungen im Nackenbereich

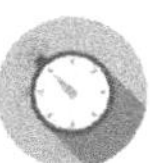

20 Sekunden / 3 Wiederholungen

Anspannung und Entspannung der oberen
Rückenmuskulatur

- Setze dich auf einen Stuhl.
- Die Knie und die Hüfte sind in einem 90° Winkel am Boden. Deine Sitzhaltung ist aufrecht.
- Führe deine Hände so vor den Körper, als würdest du beten.
- Hebe die Ellbogen etwas an.
- Drücke für 10 Sekunden deine Handflächen fest zusammen.
- Nach der Anspannung lege deine Hände 10 Sekunden auf die Oberschenkel. Entspann dabei deine Rückenmuskulatur.
- Wiederhole diese Bewegung 3 Mal.

Kopf in alle Richtungen drehen

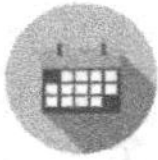

Verspannungen im Nackenbereich

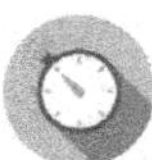

20 Sekunden / 3 Wiederholungen

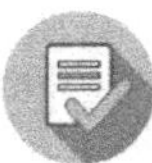

Mobilisation und Dehnung der Nackenmuskulatur

- Setze dich auf einen Stuhl.
- Die Knie und die Hüfte sind in einem 90° Winkel am Boden. Deine Sitzhaltung ist aufrecht.
- Halte jede Position für 5 Sekunden. Wiederhole den Bewegungsablauf dreimal.
- Achtung! Wenn du Schmerzen bei einer Bewegung verspürst, stoppe diese bitte augenblicklich.
- Drehe deinen Kopf soweit als möglich nach links, ohne den Oberkörper zu bewegen.
- Drehe deinen Kopf soweit als möglich nach rechts, ohne den Oberkörper zu bewegen.
- Beuge deinen Kopf soweit als möglich nach vorne unten, dein Rücken sollte gerade bleiben.
- Beuge den Kopf nach hinten.

Den Kopf gegen die Handfläche drücken

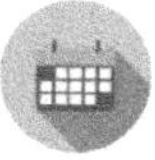

Verspannungen im Nackenbereich

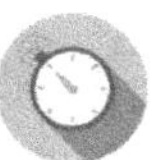

40 Sekunden / eine Wiederholung

Anspannung und Entspannung der Nackenmuskulatur

- Setze dich auf einen Stuhl.
- Die Knie und die Hüfte sind in einem 90° Winkel am Boden. Deine Sitzhaltung ist aufrecht.
- Drücke deine linke Handfläche für 10 Sekunden so fest als möglich gegen die Stirn. Spanne dabei deine Nackenmuskulatur so an, dass der Kopf in der gleichen Position verharrt.
- Löse den Druck und entspanne deine Nackenmuskulatur für 10 Sekunden.
- Drücke mit der rechten Handfläche gegen den Hinterkopf und wiederhole diesen Vorgang.

Zusatzübung: Der Ausschaltknopf

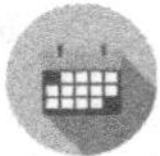

Nach einem anstrengenden Arbeitstag

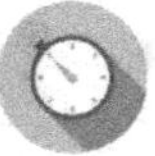

ca. 20 Minuten

Entspannung deines gesamten Körpers

Die letzte Übung die ich dir in diesem Kapitel zeige ist eine Gedankenreise. Sie dauert länger als eine Minute. Sie ist ideal, um nach einem anstrengenden Arbeitstag zuhause Entspannung zu finden.

- Suche dir einen möglichst ruhigen Platz, an dem du in den nächsten 20 Minuten ungestört bist.
- Schalte dein Handy während der Übung auf lautlos, oder in den Flugzeugmodus.
- Lege dich in Rückenlage, auf einen angenehmen Untergrund, nieder.
- Atme tief in den Bauchraum ein und wieder aus.
- Fühle, wie der Atem durch deine Nase bis in die Lunge wandert und durch den Mund, deinen Körper wieder verlässt.

- Versuche möglichst an nichts zu denken, was nicht mit dieser Übung zu tun hat. Wenn dir das schwerfällt, mache die Übung „Gedankenstopp" und/oder lasse auftretende Gedanken einfach ziehen.

- Nachdem du jetzt ganz ruhig bist und an nichts denkst, fokussiere dich auf deine Füße. Spüre, wo sie am Untergrund aufliegen. Wie fühlen sich deine Füße an?

- Stelle dir einen Schalter vor, der sich an deinen Füßen befindet. Er dient dazu die Füße ein und auszuschalten. Sobald du den Schalter betätigst, lässt jegliche Spannung nach. Deine Füße werden schwer.

- Betätige geistig diesen Schalter. Gönne deinen Füßen die Ruhe, die sie verdient haben.

- Wiederhole diesen Gedanken mit deinen Waden, den Knien, Oberschenkeln, Hüften, der Wirbelsäule dem Rücken, Bauch, Brustkorb, den Schultern, Oberarmen, Unterarmen, Händen und dem Nacken.

- Wenn du dich ganz entspannt fühlst, gönne deinem Körper diesen Zustand noch für ein paar Minuten, bevor du deine Augen wieder langsam öffnest.

Die Gedankenreise ist nicht für jedermann, doch du wirst sehen, dass sie unglaublich entspannend ist, sofern man sich darauf einlässt.

Zusammenfassung

Im ersten Teil dieses Buches habe ich mithilfe von Beispielen und Übungen gezeigt, wie du trotz Stress deine Leistung erhältst. Integriere das Gelernte in den Alltag. Damit reduzierst du die Stressbelastung, um mit vollen Energiereserven und Motivation an neue Aufgaben heranzutreten.

Im Zweiten Teil des Buches gebe ich dir Tipps, wie du die Leistung mit Stress nicht nur behalten, sondern steigern kannst.

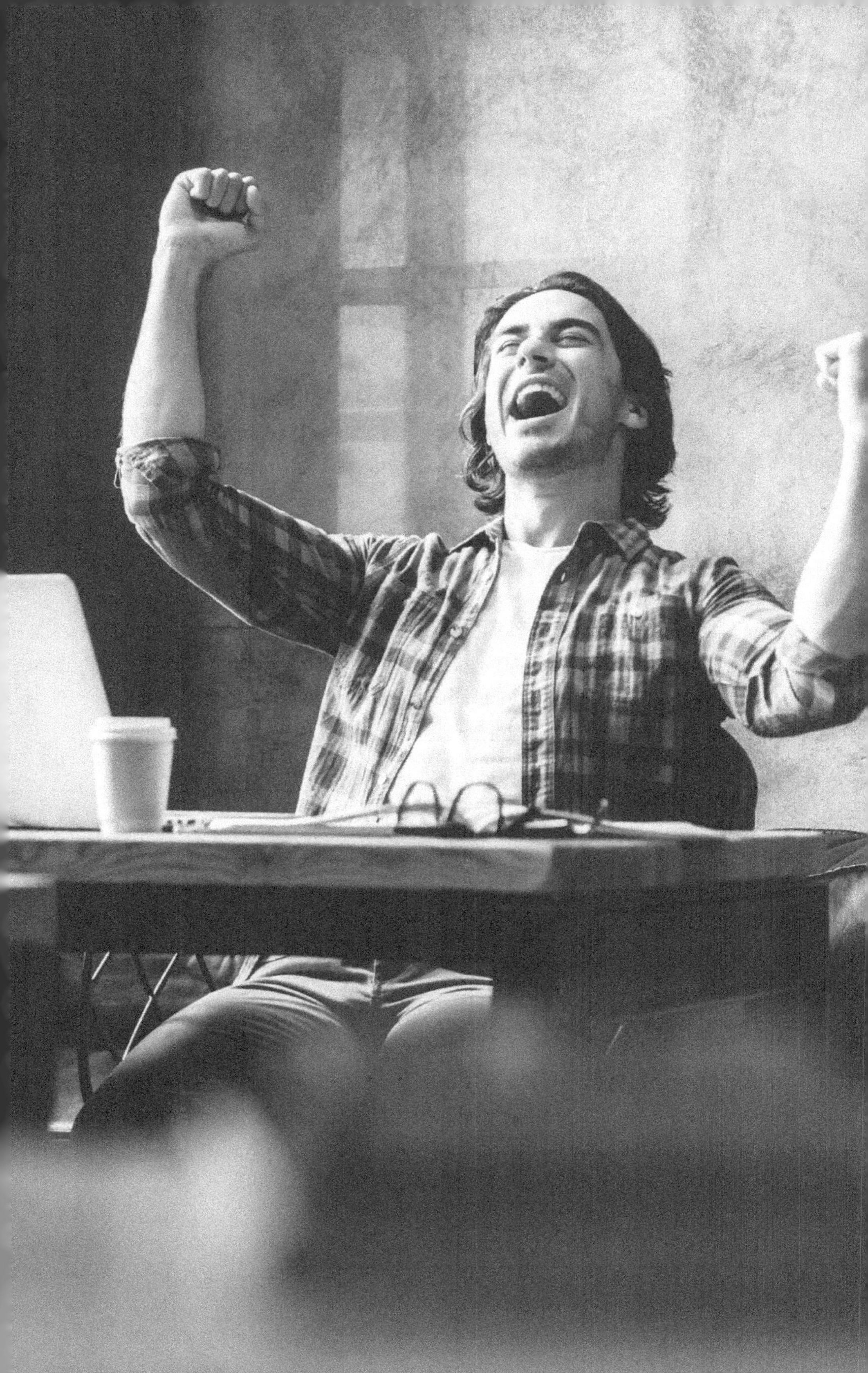

Der erste Teil dieses Buches war enorm wichtig, um die Grundlagen zu verstehen warum Stress unsere Leistung oft negativ beeinflusst. Der Titel dieses Buches heißt aber „Mit Stress hoch hinaus". Das Ziel ist es also, Leistungssteigerung herbei zu rufen. Um das zu schaffen, zeige ich dir in diesem Teil Tipps, Tricks und Tools, die du auf deinen Weg zu deinen Zielen anwenden kannst.

Ich beginne mit einer Aufgabe. In meinen Vorträgen und Workshops ist es leicht sie zu beschreiben, da ich sie selbst vorzeige. Da das in diesem Buch nicht möglich ist, bitte ich dich die nachstehende Anleitung durchzulesen und erst dann die Aufgabe durchzuführen. So kannst du den maximalen Output für dich mitnehmen.

Suche dir einen ruhigen Platz in deiner Wohnung oder deinem Haus, an dem du für etwa 5 Minuten ungestört bist. Er sollte so groß sein, dass es möglich ist, sich mit ausgestreckten Armen einmal im Kreis zu drehen, ohne etwas umzustoßen. Stelle dich aufrecht hin. Die Füße stehen etwa schulterbreit auseinander und bleiben bis zum Ende der Aufgabe in dieser Position. Strecken deinen rechten Arm in einem 90° Winkel nach vorne. Strecke den Zeigefinger so vor, als ob du auf etwas zeigst. Drehe dich jetzt so weit als möglich um die eigene Achse nach rechts. Die Füße bleiben fest am Boden verankert. Merke dir den Punkt, auf den dein Zeigefinger zeigt. Bevor du das in die Praxis umsetzt, lies zuerst weiter.

Drehe dich in die Ausgangsposition zurück. Ich bitte dich jetzt, deinen Arm zu senken und die Augen zu schließen. Deine Füße verbleiben an der selben Position wie zuvor.

Stelle dir die Aufgabe, die du gerade eben ausgeführt hast, erneut vor. Dabei mache keine der Bewegung in Wirklichkeit. Stelle sie dir nur vor deinem geistigen Auge vor. Während du dich gedanklich um die eigene Achse rotierst stelle dir vor, dein Körper wäre aus Gummi. Du gelangst an deinen Maximalpunkt, also jenen, den du zuvor erreicht hast. Du merkst, dass du dich deutlich weiterdrehst. Zwanzig Grad, fünfundzwanzig Grad, vielleicht rotierst du sogar dreißig Grad weiter als zuvor. Dein Zeigefinger zeigt auf einen Punkt, der jetzt viel weiter entfernt ist. Stelle dir vor, wie du dich in die Ausgangsposition zurückdrehst. Öffne jetzt deine Augen.

Wiederhole nun die Aufgabe in Echt. Strecke deinen rechten Arm 90° aus und zeige mit dem Zeigefinger nach vorne. Rotiere, soweit es dir gelingt um die eigene Achse. Schaue auf den Punkt, auf den dein Finger jetzt zeigt.

Zusammenfassung der Aufgabe:

- Stelle dich aufrecht hin. Deine Füße bleiben immer am gleichen Punkt stehen bzw. verankert.

- Strecke deinen rechten Arm und Zeigefinger im 90° Winkel nach vorne aus.

- Drehe dich, soweit als möglich, nach rechts.

- Merke dir den Punkt, auf den dein Finger gerichtet ist.

- Komm in die Ausgangsposition zurück und schließe deine Augen.

- Mache das gleiche jetzt in deiner Vorstellung und verbildliche dir, wie dein Körper aus Gummi ist.

- Öffne deine Augen. Jetzt mach das Ganze in Real erneut.

Bevor du weiterliest: rann an den Speck. Mach die Aufgabe jetzt!

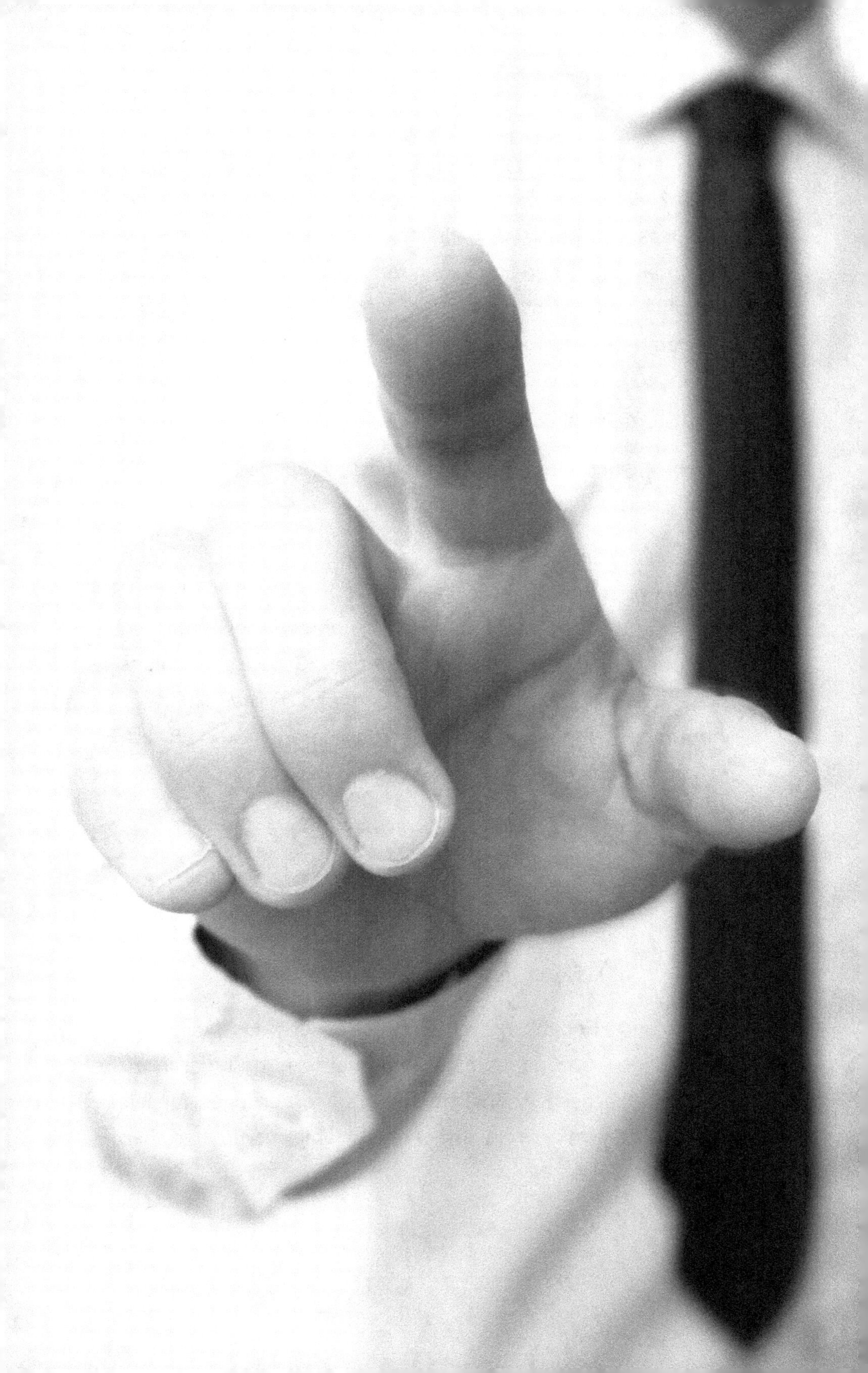

Na? Hast du dich beim zweiten Versuch weiter gedreht als beim ersten? Wenn ja, dann gratuliere ich dir. Du hast etwas Wichtiges gelernt. Damit meine ich aber nicht die Erkenntnis, dass man mit seiner Gedankenkraft alles schafft. Das gleiche Ergebnis ließe sich auch ohne den mentalen Durchgang erzielen. Aus sportwissenschaftlicher Sicht hast du dich beim ersten Versuch vorgedehnt. Somit bist du beim zweiten Versuch weitergekommen. Auf was ich hinaus möchte ist:

Durch Wiederholung wird man besser! Wiederholung und Übung macht den Meister.

Kinder lernen, um klüger zu werden. Sportler und Sportlerinnen trainieren, um schneller zu werden als ihre Gegner. Unternehmer und Unternehmerinnen machen Erfahrungen, um erfolgreicher zu werden. Genauso verhält es sich mit Stress. Man wird besser, wenn man weiß, wie man mit ihm umgeht und aus dieser Erfahrung heraus etwas für sich mitnehmen kann.

Du kennst bestimmt Menschen, die häufig sagen:

- „Das ist zu schwer."
- „Das schaffe ich nicht."
- „Das lasse ich lieber. Ich könnte ja scheitern."

Sätze und Gedanken wie diese hindern uns, Herausforderungen anzunehmen, sie zu meistern und daran zu wachsen. Wachsen wir an unseren Herausforderungen, fördert uns das. Wir steigern unsere Leistungsfähigkeit. So erreichen wir unsere Ziele.

„Ein Schiff das im Hafen liegt
ist sicher, aber dafür wurden
Schiffe nicht gebaut.“

Paolo Coelho

Würden Menschen nicht danach streben schneller voran-zukommen, gebe es heute vermutlich keine Autos. Würden Menschen nicht versuchen effizienter zu arbeiten, gebe es heute auch keine Computer. Und würden Menschen nicht nach den Sternen greifen, so wäre wahrscheinlich niemals jemand zum Mond geflogen, um darauf zu spazieren. Nur weil man etwas versucht, hat man nicht automatisch die Garantie, es auch zu schaffen. Sicher ist: man lernt etwas. Ein Kind stellt sich das erste Mal auf die Beine und fällt hin. Beim zweiten Versuch stützt es sich an der Wand ab, steht ein paar Sekunden, bevor es wieder das Gleichgewicht verliert. Beim dritten Anlauf gelingt es ihm. Es macht seine ersten Schritte. Was können wir anhand dieses Beispiels lernen? Für ein Kind ist aufgeben keine Option auf seinem Weg gehen zu lernen. Genauso verhält es sich, will man besser werden und seine Ziele erreichen. Man muss Herausforderungen annehmen und einmal öfter aufstehen, als man hinfällt. Stellt man sich der stressigen Situation und nimmt die Herausforderung an, dann wird man wachsen. Wie das geht? Ich zeige dir das am Besten anhand der sogenannten Stresskomfortzone.

Verlassen der Stresskomfortzone

Was ist überhaupt diese Komfortzone, von der ich spreche? Sie ist jener Bereich eines Menschen, in dem er sich wohl und geborgen fühlt. Sie ergibt sich aus seinen Gewohnheiten und Erfahrungen, weshalb sie für jeden unterschiedlich und individuell ist. Nähert man sich selten dem Rand seiner jeweiligen Komfortzone an, so wird sie kleiner. Verlässt man sie hingegen, wächst sie.

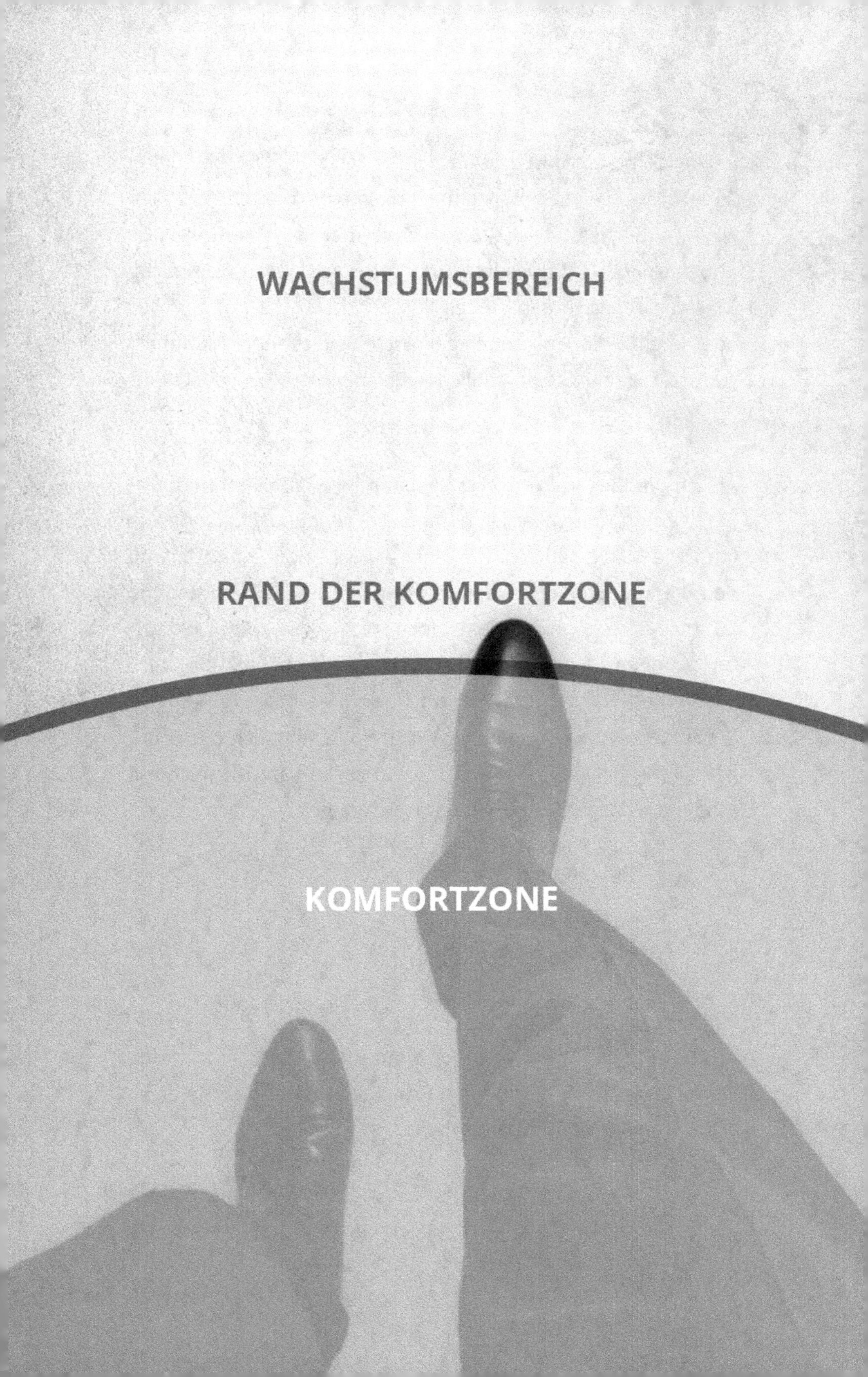

WACHSTUMSBEREICH

RAND DER KOMFORTZONE

KOMFORTZONE

Bei der Stresskomfortzone verhält es sich gleich. Sie beinhaltet Stressoren, die man kennt und mit denen man umzugehen weiß. Außerhalb dieser Zone fühlt man sich unwohl und unbehaglich. Die Stressoren sind unbekannt. Man weiß nicht, wie man reagieren soll. Beeinflussen sie die Leistung positiv oder negativ? Im Folgenden zeige ich dir diese Stresskomfortzone mit Hilfe eines persönlichen Beispiels.

Als ich die Idee hatte mich selbstständig zu machen und eine Firma zu gründen, war ich anfangs sehr blauäugig. Ich dachte mir: „Die Idee ist gut. Ich bin ein kreativer Kopf. Sobald ich mit dem Verkauf starte, werden mir Kunden die Türe einrennen." Zu dieser Zeit wusste ich noch nicht, wie viele Herausforderungen, Hürden und damit Erfahrungen auf mich zukommen würden. Nachdem ich die Idee hatte Anti-Stress-Produkte zu entwickeln und zu vertreiben, legte ich direkt los. Ich sprang ins kalte Wasser. Zuerst beschäftigte ich mich mit Aufgaben, die mir leicht von der Hand gingen.

- Prototypenbau
- Namensfindung
- Erstellen der Corporate Identity
- Planung und Umsetzung meines Internetauftritts

Diese Aufgaben waren kein Problem - im Gegenteil. Ich hatte sie schon längst in vorherigen Projekten umgesetzt. Sie lagen also in meiner Komfortzone.

Nach einer Menge Arbeit war es endlich so weit. Es konnte losgehen. Ich hatte die Produkte, das Namenspatent und mein Konzept. Die nächsten Schritte waren für mich logisch:

- Investition in die ersten Produkte
- Offizielle Firmengründung
- Kundenakquise

In mir tauchte plötzlich ein unangenehmes Gefühl von Stress auf. „Was ist, wenn niemand meine Produkte kauft? Wie verdiene ich dann mein Geld? Was ist, wenn ich etwas übersehen habe und ich die Firma gar nicht anmelden kann? Wie gelange ich überhaupt zu meinen Kunden?" Ich stellte mir tausende Fragen. Nachts schlief ich unruhig. Ich kannte zwar die Herausforderungen, da ich vor einiger Zeit eine kleine T-Shirt Firma gestartet hatte, doch war das schon so lange her, dass ich mich unwohl fühlte. Ich stand vor einer Entscheidung. Ich konnte einen Rückzieher machen, behielt damit mein Geld und gab mir nicht die Blöße, womöglich zu scheitern. Das hätte aber bedeutet, dass meine Stresskomfortzone geschrumpft wäre. Beim nächsten Projekt hätte ich eventuell bereits beim Bau eines Prototypen aufgegeben. Ich entschied mich dafür, den Herausforderungen entgegen zu treten und sie anzunehmen. Ich hatte Glück. Kurze Zeit später, nachdem ich den Verkauf gestartet habe, kauften bereits die ersten Kunden meine Produkte.

Ich bekam super Feedback für meine Idee, zur Qualität und zum Gesamtauftritt der Marke. Ich war stolz, sehr stolz! Auf die Verpackung, die Flyer, die Broschüren sowie auf die Website und die Werbevideos. Überall prangte mein Logo. Mega!

Die nächste Herausforderung ließ nicht lange auf sich warten. Auf den Paukenschlag, der folgte, sollte ich nicht vorbereitet sein.

Nach einem meiner Vorträge fuhr ich nach Hause. Mein Publikum: 25 Führungskräfte einer angesehenen Versicherung. Alle Teilnehmer und Teilnehmerinnen erhielten ein Produkt und ich hoffte, dass sich der Firmenname in ihren Köpfen festgesaugt hatte, um weitere Aufträge an Land zu ziehen.

Mein Handy klingelte. Ich sah eine Nummer, die mir nicht bekannt war. „Ein neuer Auftrag?", stellte ich mir die Frage. „Markus Hörl spricht, was kann ich für Sie tun?" Eine freundliche Stimme antwortete: „Hallo Herr Hörl. Ich bin zufällig auf Ihre Website gestoßen wobei mich besonders der Name Ihrer Firma interessiert." „Ok. Warum das?" Ich war überrascht, etwas verwirrt. „Ich bin Mentaltrainer und der Grund warum ich anrufe ist, dass mein Unternehmen denselben Namen trägt, wie Ihres. Ich habe ihn jedoch schon vor vielen Jahren patentieren lassen. Ich bitte Sie, den Namen Ihrer Firma zu ändern, oder ich sehe mich gezwungen rechtliche Schritte einzuleiten."

Mein Herz raste, ich atmete flach und schnell. Ich hatte doch das Patent geprüft und war mir sicher, dass der Name nicht vergeben sei. Nach erneuter Recherche fand ich allerdings heraus: Ich hatte einen Fehler gemacht. Zu diesem Zeitpunkt gab es schon ein Patent für den Firmennamen.

„Fuuuuuuuuuuuck!", hallte es durch die Wohnung. Ich war am Verzweifeln. Durch einen bescheuerten Fehler waren Produktverpackungen, unzählige Werbematerialien und eine

Menge an Arbeit plötzlich nutzlos geworden. Ich stand vor einer riesigen Herausforderung, die völlig neu für mich war.

* Viel Zeit und Arbeit für die Namensänderung investieren.
* Erneute Ausgaben für Werbematerialien und Verpackungen.
* Bekanntmachung meiner Produkte unter dem neuen Namen.

Das alles lag außerhalb meiner Komfortzone, sehr weit außerhalb. Ich dachte darüber nach aufzugeben, mich der Herausforderung nicht zu stellen, die Firma abzumelden und das Projekt zu beenden. Ich nahm mir Zeit und reflektierte, was meine Motivation zum Weitermachen wäre. Ich kam zum Entschluss, ich würde meine finanziellen Ziele niemals erreichen, würde ich schon jetzt, an diesem Punkt, bei dieser Herausforderung, aufgeben.

Heute bin ich dankbar, dass ich mich aus meiner Komfortzone gewagt habe. Ich kontaktierte den Mann, der mich angerufen hatte und bat ihn darum, mir etwas Zeit zu geben, um den Firmennamen zu ändern. Ich hatte Glück. Er gab mir zwei Monate Zeit. Das war nicht viel, aber ich hatte keine andere Wahl. Selbstmotivation steigerte meine Leistung. Ich meisterte die Herausforderung. Yes!

Diese Erfahrung war unschätzbar wertvoll für mich, da ich so meine Komfortzone erweitern konnte. Ähnliche Situationen werden mich in Zukunft in weniger Stress versetzen.

Ich hoffe, ich habe dir durch meine Erfahrung zeigen können, was die Stresskomfortzone ist und welche Vorteile es bringt, diese hin und wieder zu verlassen. Ich bitte dich im folgenden Bild Stressoren einzutragen, die sich direkt in deiner Stresskomfortzone aufhalten, solche die am Rand liegen und jene, die die sich außerhalb befinden.

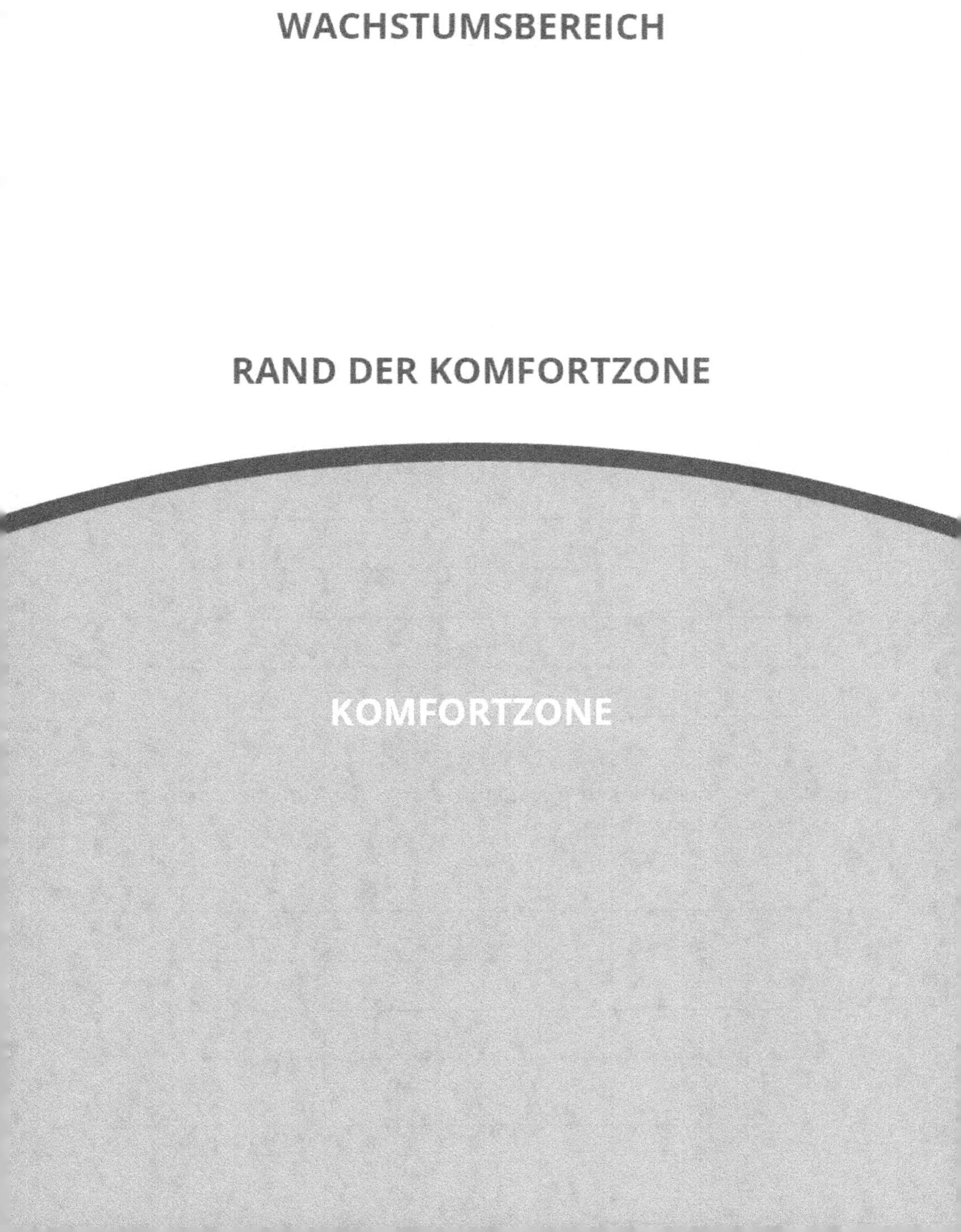

WACHSTUMSBEREICH

RAND DER KOMFORTZONE

KOMFORTZONE

Was würde dich motivieren, sich auf die Stressoren am Rand der Stresskomfortzone einzulassen?

____

____

____

____

____

Was würde dich motivieren, sich auf die Stressoren außerhalb der Stresskomfortzone einzulassen?

____

____

____

____

Was war deine letzte Herausforderung, die am Rand deiner Stresskomfortzone lag?

____

____

____

____

Konntest du diese meistern? Wenn ja, was hat dich motiviert? Wenn nein, was war der Grund oder die Gründe?

____

____

____

____

Was war die letzte Herausforderung, die außerhalb deiner Stresskomfortzone lag?

____

____

____

____

____

Konntest du diese meistern? Wenn ja, was hat dich motiviert? Wenn nein, was war der Grund oder die Gründe?

____

____

____

____

____

Positives erkennen

Kennst du solche Tage, jene an denen einfach alles schlecht und negativ zu sein scheint? Du hattest den ganzen Tag nur Stress und abends fehlt dir die Energie. Gründe dafür könnten sein:

- Stau
- Streit und Diskussionen
- Zu viele E-Mails
- Zu wenig Zeit
- Ständige Unterbrechungen
- Schlechtes Wetter
- Überstunden

Kurz gesagt: Der ganze Tag war einfach scheiße!

Häufig erleben wir Zeiten, in denen absolut alles negativ zu sein scheint. Tatsache aber ist, dass es immer etwas Positives gibt, auch wenn es noch so klein erscheint. Sind wir verärgert, traurig oder gestresst, pumpen wir die negativen Dinge so stark mit Bildern und negativen Affirmationen auf, dass man die positiven und schönen Dinge, Erlebnisse und Eindrücke gar nicht mehr sieht.

Damit man erst recht genügend Motivation findet, um am nächsten Tag aus dem Bett zu steigen und wieder volle Leistung zu bringen, habe ich für mich eine Übung entdeckt. Sie unterstützt mich, gibt mir Power, egal wie viele negativen Dinge auch passieren. Am Ende eines Tages sehe ich immer das Positive.

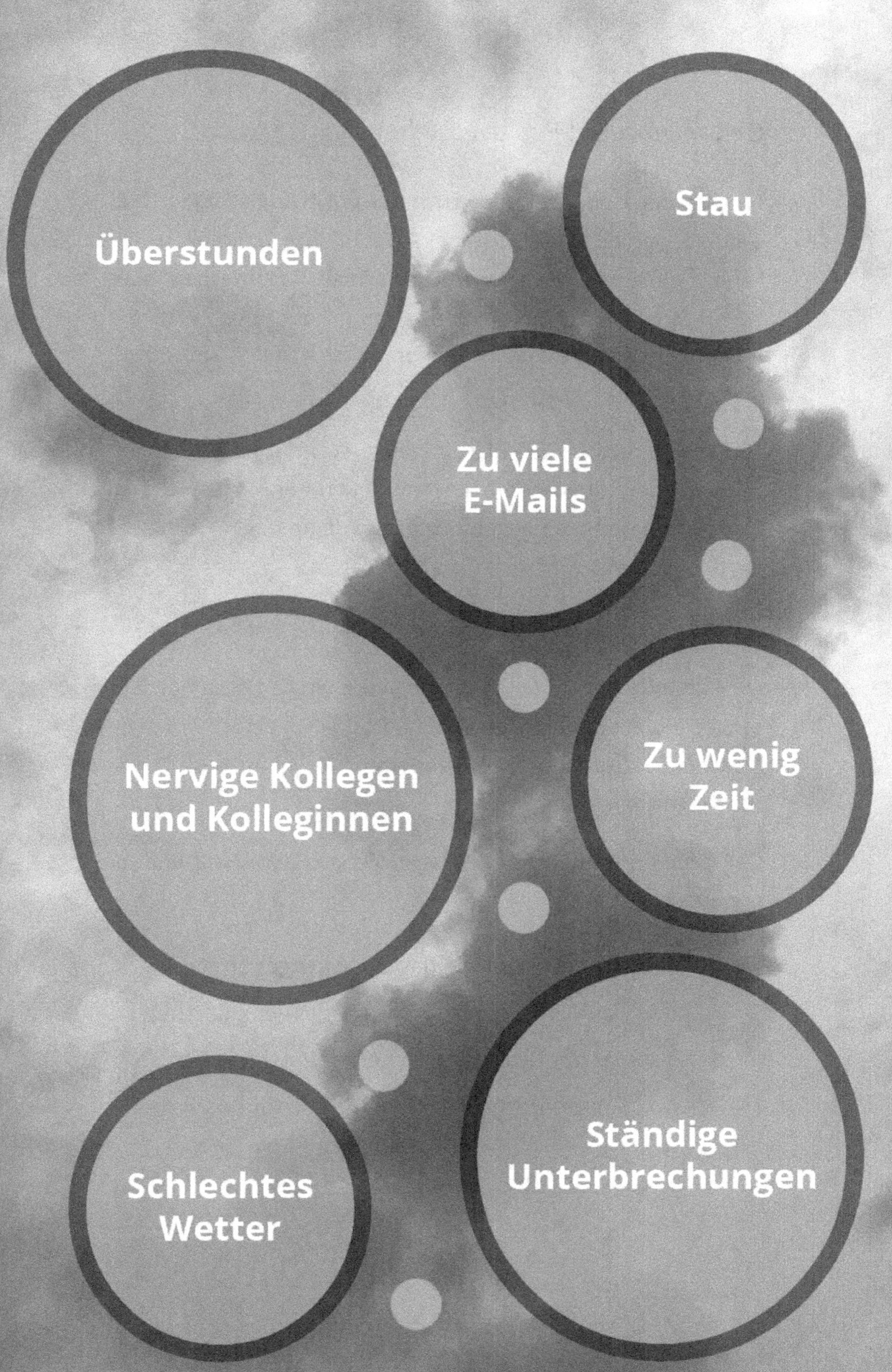

Überstunden
Stau
Zu viele E-Mails
Nervige Kollegen und Kolleginnen
Zu wenig Zeit
Schlechtes Wetter
Ständige Unterbrechungen

Gedankenreise: Positives sehen

Mithilfe der Gedankenreise rufst du positive Gedanken und Gefühle hervor und weist negative in ihre Schranken. Du kannst die Reise nach einem schlechten Tag machen oder bevor du einschläfst. Wann immer du möchtest. Sie funktioniert indem du fünf Fragen an dich selbst stellst und diese beantwortest.

Suche dir einen ruhigen Platz in deiner Wohnung oder deinem Haus, an dem du in den nächsten 10 Minuten ungestört bist. Egal ob stehend oder liegend. Schließe deine Augen. Atme tief ein und aus. Stelle dir jetzt die erste Frage:

- Was war das Schönste, das ich heute gesehen habe?

Denke etwas nach. War es eine Person, ein Gegenstand? War es eine Farbe oder ein Video? Wie hast du dich gefühlt? Hast du gelächelt? Hattest du ein angenehmes Gefühl im Bauch? Wie hat sich das angefühlt?

Gehe für die weiteren vier Fragen genauso vor, wie bei der ersten.

- Was war das Schönste, das ich heute gehört habe?
- Was war das Schönste, das ich heute gefühlt habe?
- Was war das Beste, das ich heute gerochen habe?
- Was war das Beste, das ich heute geschmeckt habe?

Das Schönste
das ich heute
gehört habe

Das Schönste
das ich heute
gefühlt habe

Das Schönste
das ich heute
gesehen habe

Das Beste das
ich heute
gerochen habe

Das Beste das
ich heute
geschmeckt
habe

Nachdem du alle Fragen für dich beantwortet hast, stelle dir vor, wie sich das schöne Gefühl, dass in deinem Bauch aufblüht, in den ganzen Körper ausstrahlt. Stelle dir vor, es wäre zehn oder sogar hundert Mal so intensiv. Genieße das Gefühl eine Zeit lang. Beginne dann dich vorsichtig zu bewegen. Strecke zuerst deine Finger, dann die Zehen. Im Anschluss die Arme und Beine. Öffne langsam deine Augen.

So einfach schaffst du es, die vermeintlich kleinen und positiven Dinge aus deinem Alltag aufzupusten, um Negatives in seine Schranken zu weisen.

Negatives definieren, Positives hervorheben

Wenn dir die Gedankenreise zu zeitaufwendig ist, kannst du positive Dinge einfach aufschreiben. Nimm ein Blatt Papier zur Hand. Notiere dir alle Stressoren, die dich negativ beeinflussen. In Form von Kreisen (siehe vorherige Seite) ist das besonders hilfreich und übersichtlich. Nachdem du die negativen Dinge für dich definiert hast, schreibe alles Positive, das dir einfällt, mit einem fetten/markanten Stift darüber.

Alternativ kannst du dir die Vorlagen aus dem Arbeitsbuch ausdrucken.

www.mindentry.com/buecher

Wenn du merkst, dass deine Leistung aufgrund einer stressigen Situation sinkt, oder eine Herausforderung zu groß erscheint, dann denke daran, was du Positives daraus mitnehmen kannst. Eine neue Erfahrung etwa, ein weiterer Schritt aus deiner Komfortzone heraus oder das Meistern einer Herausforderung. Egal was es ist, nimm dir diesen Gedanken, puste ihn auf und weise damit das Negative in die Schranken.

Die WARUM-Formel

Häufig erlebe ich Tage die von Stress durchzogen sind. Ich kann meine Leistung trotzdem erhalten und steigern. Häufig tritt dann ein Stressor auf, der das Fass zum Überlaufen bringt. Ich weiß, es ist nötig gleich zu reagieren, sonst bin ich verärgert, meine Leistungskurve fällt ab und Stresssymptome tauchen auf. Ich regeneriere kurzzeitig indem ich tief durchatme, mir fünf Minuten Zeit gönne und die WARUM-Formel anwende. An einem Beispiel einfach erklärt:

Es ist ein stressiger Arbeitstag. Es ist besonders viel zu tun ist. Das Handy klingelt unaufhörlich. Der Arbeitsfluss wird ständig unterbrochen. Das E-Mail-Postfach explodiert. Kontinuierlich gehen Bestellungen ein. Ein Kunde bittet mich, ihm dringend fünfzig meiner Produkte zu schicken. Ich fahre schnell zur Paketdienststelle, um abends ausreichend Zeit für Sport zu haben. Auf meinem Weg dorthin: Stau. Vor der Annahmestelle stehen eine Herde an Menschen, der folgende Geschäftstermin wird zeitlich knapp werden.

In so einer Situation baut sich häufig ein Gefühl von Stress auf. „Warum ist der dritte Schalter nicht besetzt? Hätte es keinen

Stau gegeben, wäre ich vermutlich schon fertig. Die Person vor mir nervt mich jetzt schon. Ernsthaft? Muss die ausgerechnet heute sieben Pakete verschicken?"

Die WARUM-Formel unterstützt mich dabei, zu analysieren, woher der Stress kommt. Weiß ich den Grund, dann kann ich dem Stress seine Macht über mich nehmen. Zuerst stelle ich mir allerdings folgende Frage:

- Was hat den Stress wirklich ausgelöst?

Das Stressgefühl ist in diesem Beispiel aufgrund der langen Schlange, vor der Paketannahmestelle aufgetaucht. Aber das war der eine Tropfen, der das sprichwörtliche Fass zum Überlaufen gebracht hat. Tatsache ist, dass es über den ganzen Tag hinweg Stressoren gab. Unterbrechungen bei der Arbeit, E-Mails, Stau usw. Ich identifiziere diese Stressoren und gehe zum nächsten Schritt.

- Ich akzeptiere, dass die Situation im Moment so ist wie sie ist.

Es ist nicht möglich die Zeit zurückzudrehen, um eine andere Route zur Paketdienststelle zu nehmen. Ich darf mich damit abfinden, dass die Schlange vor der Annahmestelle so lange ist, wie sie eben ist.

 MIT STRESS HOCH HINAUS

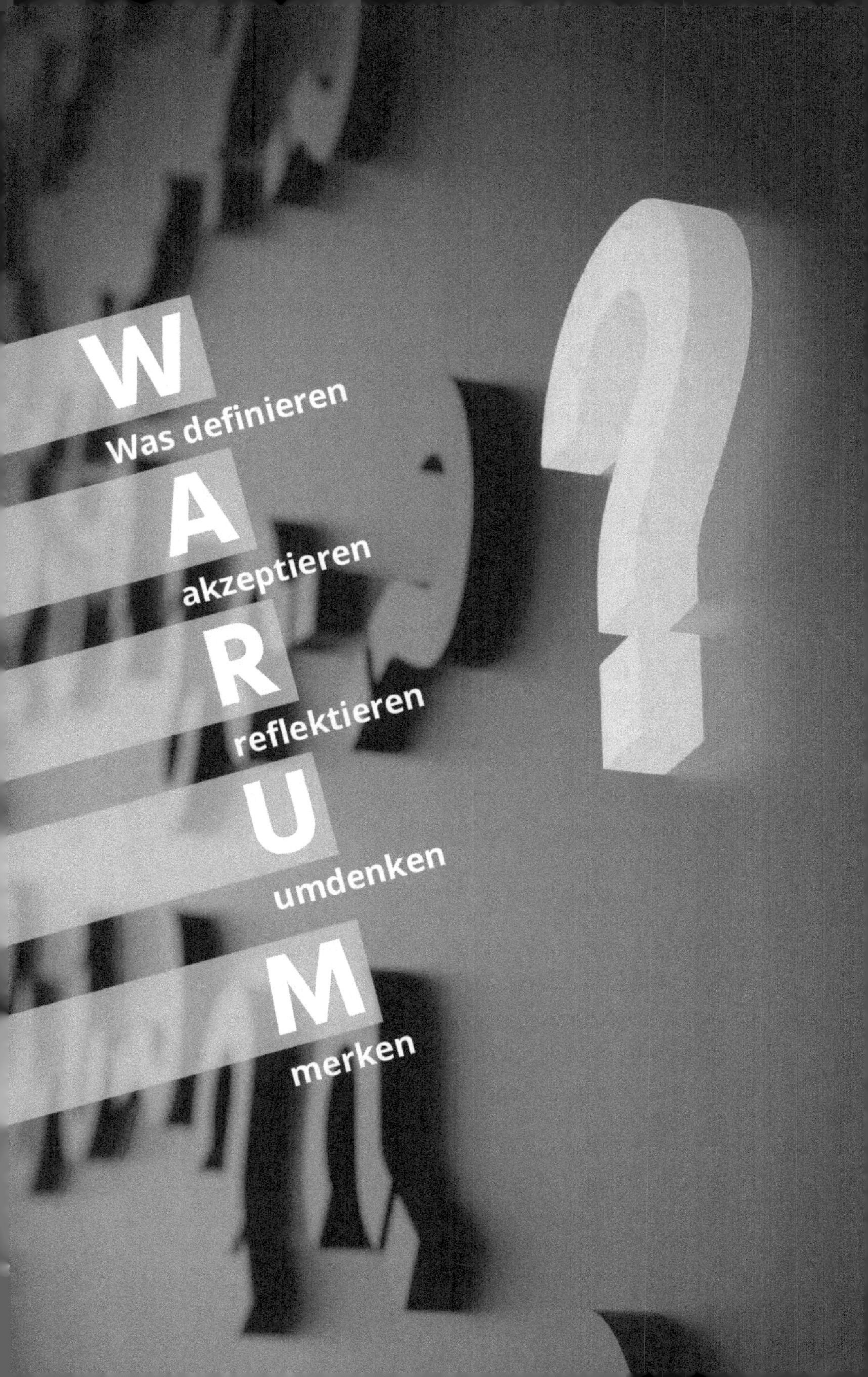

W
Was definieren
A
akzeptieren
R
reflektieren
U
umdenken
M
merken
?

Jetzt folgt die Reflexion

- Aus welchem Grund habe ich mich dazu entschieden das zu machen, was ich gerade mache?

Zum Glück habe ich nie eine Situation erlebt, in der mich jemand mit einer Waffe bedroht und geschrien hätte: „Weiter arbeiten, sonst knallts!" Ich gehe davon aus, du hast so etwas auch noch nicht erlebt. Auf was ich hinaus möchte: Man wird zu nichts gezwungen. Man macht alles freiwillig. Niemand zwingt einen Arbeiter dazu morgens die Maschinen einzuschalten. Er macht das freiwillig, weil er mit dem verdienten Geld, seine Familie ernähren möchte. Niemand zwingt eine Geschäftsfrau von Termin zu Termin zu hetzen und ständig erreichbar zu sein. Sie macht das freiwillig, weil sie damit ihre traumhafte Wohnung finanziert. Niemand zwingt mich dazu, Pakete an überfüllten Annahmestellen abzugeben. Ich mache das freiwillig, weil ich meine Ziele erreichen will.

Nachdem ich den Grund gefunden habe, weshalb ich etwas mache, beginne ich umzudenken.

- Ich muss nicht, ich mache es freiwillig.

Somit schiebe ich kurzweilige leistungssenkende Gedanken zur Seite. Manchmal merke ich, dass der Grund, warum ich etwas mache, nicht groß genug ist, um das Negative zu ignorieren. Das bedeutet, dass ich handle. Anstelle Frust aufzubauen, beende ich meine Tätigkeit. Ein Beispiel:

Ich freue mich auf den Sport heute Abend! Das ist der Grund, warum ich das Paket sofort abschicken möchte. Sport ist mir aber nicht so wichtig, dass ich dafür ewig lange in einer

Schlange anstehe. Ich verschicke das Paket wenn die Schlange kürzer ist und mache erst am nächsten Tag Sport.

Egal ob das Warum groß genug ist, um weiter zu machen, oder ob man die Tätigkeit abbricht: man hat eine Erkenntnis gewonnen. Das führt zum letzten Schritt.

- Ich merke mir die Erkenntnis, mein Aha.

Dadurch kann ich beim nächsten Mal schneller reagieren, oder Stress tritt erst gar nicht auf.

Mit der WARUM-Formel identifiziert man Stressoren. Man schafft es die Situation zu akzeptieren, reflektiert sein Warum, denkt um und merkt sich die Erkenntnis. Zu Beginn von Teil 2 hast du gelernt, dass Wiederholung den Meister macht. Wende die Formel so oft als möglich an und vor allem: lerne aus jeder deiner Erkenntnisse. Stressoren, die heute deine Leistung senken, werden dir bald nichts mehr anhaben können. Deine Stressresistenz erhöht sich. Du wächst, um all deine Ziele zu erreichen, die du dir setzt.

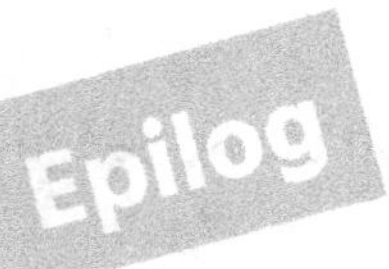

Gratulation! Du hast es geschafft! Du hast gelernt, wie man mit Stress besser wird, um damit Ziele zu erreichen. Wie so oft im Leben, ist der erste Schritt nicht der letzte. Dieses Buch ist kein Zauberbuch. Das Lesen wird nicht wie ein Zauberspruch wirken. Kaum ausgesprochen, erfüllt es eben nicht alle Wünsche. Es enthält lediglich das Wissen davon, wie du mit Stress umgehen kannst, damit deine Leistung nicht sinkt.

Du hast gelernt deine Leistung beizubehalten, indem du regenerierst. Dein Körper spricht zu dir und sagt dir, wann das notwendig ist. Alles was du tun musst, ist auf die Signale zu hören. Du verstehst jetzt, dass es wichtig ist, dem Körper und dem Gehirn eine Pause zu gönnen. Da das Buch den Titel „Mit Stress hoch hinaus" trägt, hast du vor allem erfahren, wie du deine Leistung mit Stress steigern kannst, um immer mehr zu wachsen.

Jetzt liegt es an dir! Der nächste Schritt wird das Wiederholen der Übungen sein. Wende diese so oft als möglich an. Integriere sie proaktiv in den Alltag. Arbeite konstant daran. Präge dir das Mindset ein und sieh das Positive im Stress, bis es zur Routine wird. Auch wenn es anfangs mühsam erscheint, es wird sich lohnen! Du wirst gesund bleiben und all deine Ziele erreichen!

„Wer nicht jeden Tag etwas für seine Gesundheit aufbringt,
muss eines Tages sehr viel Zeit für die Krankheit opfern."

Sebastian Kneipp

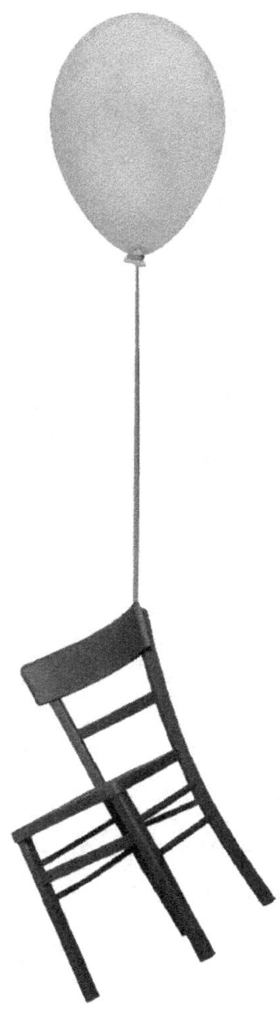

Ich wünsche dir viel Spaß und alles Gute, auf dem Weg, deine
Ziele zu erreichen!

Zum Schluss: Werbung in eigener Sache. Sollte das Buch kein Interesse in dir geweckt haben und du nichts vom Gelernten in deinen Alltag integrieren kannst, dann lege es jetzt getrost weg.

Bewertung und Rezension

Kundenrezensionen und Bewertungen sind heute unglaublich wichtig für den Verkauf. Gefällt dir das Buch? Ja? Dann freue ich mich auf deine Bewertung und eine positive Rezension. Es hat dir nicht gefallen? Ich bin offen für Feedback, um das Buch, meine Vorträge und mich, laufend zu verbessern.

Followers und Likes

Social Media Plattformen wie Facebook und Instagram sind wichtige Multiplikatoren für junge Unternehmen. Jeder Like und jeder Follower unterstützen mich und Mind Entry® dabei, dass ich meinen Zielen einen Schritt näherkomme.

Follow the Author
 /markushoerl1708

Follow the Company
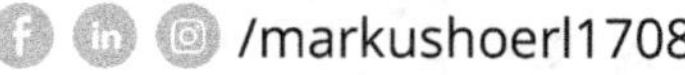
 /mindentryproducts

Rabattcode

Hast du Interesse an den Produkten von Mind Entry®? Möchtest du deine Leistung mit Stress noch einfacher steigern? Dann habe ich eine hervorragende Nachricht für dich!

Mit folgendem Rabattcode erhältst du -15% auf deine nächste Bestellung.

MITSTRESSHOCHHINAUS_15

Gehe dafür einfach auf www.mindentry.com

Mit deinen Mitarbeitern und Mitarbeiterinnen hoch hinaus

Du bist Führungskraft oder Unternehmer? Die Produkte von Mind Entry® lassen sich ganz einfach individuell mit deinem Firmenlogo und Design versehen. Ein ideales Weihnachtsgeschenk oder eine Aufmerksamkeit für grandiose Anlässe. Buche einen Vortrag oder Workshop für deine Firma und unterstütze deine Mitarbeiter und Mitarbeiterinnen dabei, ihre Leistung mit Stress zu steigern. Dadurch verbesserst du nicht nur das Arbeitsklima, sondern auch deinen Gewinn. Für Fragen, Bestellungen und Buchungen kontaktiere mich gerne unter:

WEB: www.mindentry.com

PHONE: +43 (0) 660 139 000 1

E-MAIL: office@mindentry.com

Vielen Dank für deine Unterstützung!